U0203368

爱心帖
专家提示

月经失调，常常与工作、学习过分紧张、压力过大、生活不规律，甚至精神创伤等因素有关。此时，千万不要紧张、焦虑，但也不能毫不在意，听之任之。

发生月经失调，首先让自己从快节奏中放松下来，调整自己的作息，保持良好心态，便于月经正常的恢复。如出现较长时间的闭经，务必去医院认真检查，找出致病原因，及时予以治疗。

生有女孩的妈妈，平时除关心孩子的生活、学习外，千万别忘了关心她的月经状况，给予正确的指导。

《专家诊治月经失调》

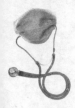

挂号费丛书 升级版

姓名		性别		年龄		就诊卡号	

专家诊治
月经失调

科别	妇科	日期		费别	

孙廷慰　主编

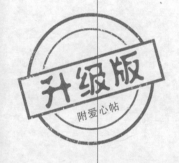

升级版

附爱心帖

上海科学技术文献出版社

药价	

图书在版编目（CIP）数据

专家诊治月经失调 / 孙廷慰主编 . —上海：上海科
学技术文献出版社，2012.3
ISBN 978-7-5439-5229-4

Ⅰ . ①专… Ⅱ . ①孙… Ⅲ . ①月经失调—诊疗 Ⅳ .
① R711.51

中国版本图书馆 CIP 数据核字（2012）018923 号

责任编辑：胡德仁
美术编辑：徐　利

专家诊治月经失调
孙廷慰　主编
＊
上海科学技术文献出版社出版发行
（上海市长乐路 746 号　邮政编码 200040）
全国新华书店经销
常熟市人民印刷厂印刷
＊
开本850×1168　1/32　印张6　字数120 000
2012年3月第1版　　2013年6月第2次印刷
ISBN 978-7-5439-5229-4
定价：15.00元
http://www.sstlp.com

随着人们物质文化生活水平的提高，一旦生了病，就不再满足于"看病拿药"了。病人希望了解自己的病是怎么得的？怎么诊断？怎么治疗？怎么预防？当然这也和疾病谱的变化有关。过去，患了大叶性肺炎，打几针青霉素，病就好了。患了夜盲症，吃些鱼肝油丸，也就没事了。至于怎么诊断、治疗，怎么预防，人们并不十分关心。因为病好了，没事了，事过境迁，还管它干嘛呢？可是现代的病不同了，许多的病需要长期治疗，有的甚至需要终生治疗。许多病不只需要打针服药，还需饮食治疗、心理调适。这样，人们自然就需要了解这些疾病的相关知识了。

到哪里去了解？当然应该问医生。可是医生太忙，有时一个上午要看四五十位病人，每看一位病人也就那么五六分钟，哪有时间去和病人充分交谈。病人有困惑而不解，自然对医疗服务不满意，甚至对医嘱的顺从性就差，事实上便影响了疗效。

病人及其家属有了解疾病如何防治的需求，而门诊的医生爱莫能助。这个矛盾如何解决？于是提倡普及医学科学知识，报刊、杂志、广播、电视都常有些介绍，对一般群众增加些防病、治病的知识，当然甚好，但对于患了某病的病人或病人的家属而言，就显得不够了，因为他们有很多很多的问题要问。把与某一疾病相关的知识汇集成册，是一个

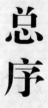

挂号费丛书·升级版

总序

001

好主意,病人或家属一册在手,犹如请来了一位家庭医生,随时可以请教。

上海科学技术文献出版社有鉴于此,新出一套"挂号费丛书"。每册之售价约为市级医院普通门诊之挂号费,故以名之。"挂号费丛书"尽选常见病、多发病,聘请相关专家编写该病的来龙去脉、诊断、治疗、护理、预防……凡病人或家属可能之疑问,悉数详尽解述。每册 10 余万字,包括数百条目,或以问诊方式,一问一答,十分明确;或分章节段落,一事一叙一目了然。而且作者皆是各科专家,病人或家属所需了解之事他们自然十分清楚,所以选题撰稿,必定切合需要。而出版社方面则亦在字体、版式上努力,使之更能适应各阶层、各年龄之读者需要。

所谓珠联璧合,从内容到形式,"挂号费丛书"确有独到之处。我相信病人或家属读了必能释疑解惑,健康的人读了也必有助于防病强身。故在丛书即将出版之时,缀数语于卷首,或谓之序,其实即是叙述我对此丛书之认识,供读者参考而已。不过相信诸位读后,必谓我之所言不谬。

复旦大学附属中山医院内科学教授

上海市科普作家协会理事长

杨秉辉

总序

发生月经失调时主要有哪些症状

女性在青春期有哪些相关的月经疾病

功能失调性子宫出血

闭经

专家诊治
月经失调

ZHUANJIA ZHENZHI YUEJING SHITIAO

目录

专家诊治
月经失调

ZHUANJIA ZHENZHI YUEJING SHITIAO

目录

专家诊治

ZHUANJIA ZHENZHI YUEJING SHITIAO

月经失调

目录

专家诊治 月经失调

ZHUANJIA ZHENZHI YUEJING SHITIAO

目录

专家诊治

月经失调

ZHUANJIA ZHENZHI YUEJING SHITIAO

目录

挂号费丛书·升级版总书目

专家诊治 月经失调

ZHUANJIA ZHENZHI YUEJING SHITIAO

目录

发生月经失调时

主要有

哪些症状

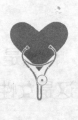

姓名 Name _____ 性别 Sex _____ 年龄 Age _____

住址 Address _____

电话 Tel _____

住院号 Hospitalization Number _____

X 线号 X-ray Number _____

CT 或 MRI 号 CT or MRI Number _____

药物过敏史 History of Drug Allergy _____

女性在青春期
有哪些相关的月经疾病

什么是青春期,为什么说
这是女性一生中最关键时期

　　女性的一生根据各年龄段的不同生理特点,可分新生儿期、儿童期、性成熟期、围绝经期、绝经后期及老年期6个阶段。青春期是从儿童期进入成人期的过渡阶段,这一阶段中生殖器官逐渐发育成熟,并具有生殖能力,第二副性征从开始发育到发育成熟。随着这些代表女性生理特点的飞速形成,一个亭亭玉立的女孩将渐渐显现。同时,她们的性格、心理也发生巨大的变化。这一时期主要的表现有以下方面:

　　① 第二性征发育及形成女性体态:乳房发育是青春期的第一个标记性变化,一般出现在9~10岁。随后有阴毛、腋毛等体毛的生长,并因骨盆按女性型发育,脂肪较集中在胸、臀部及肩部,从而构成女性所特有的体态。

　　② 生殖器官及性腺发育、成熟,具备了生育能力。

　　③ 身高在青春期有快速的增长,每年可达到5~7厘米,最快时达到10厘米,直到出现月经后,速度明显减慢。

④ 由于发现自己与男孩子完全不同的外形变化,她们的精神、心理也有很大变化,例如容易害羞、脸红,有接近异性的愿望等。

青春期开始的年龄与种族、自然环境、地处热带或寒带、营养、生活水平等诸多因素有关。即使在同一国家也会随着社会的变化、经济状况的改变、有无战乱等原因,进入青春期的年龄也有很大区别。

青春期开始的年龄,在美国定在 10 岁,终止于 20 岁;日本为 8~9 岁,终止于 17~18 岁;我国的资料表明,开始于 10~12 岁(少数开始于 8~9 岁),到 17~23 岁完全发育成熟。

这是女性一生中生长发育的主要阶段,其形体状态、性征发育、内分泌功能及心理等与幼女、少女时期均有巨大的改变,这些因素决定了人生的体质、性格及智力水平等。这是女性一生中的关键时期。

女孩是怎样从儿童期进入青春期的

女孩从出生 4 周到 12 岁左右称为儿童期。在这一阶段尤其是幼小时,指挥和调节性激素分泌的司令部——下丘脑和垂体还没有觉醒,各类促使性腺活动的激素处于抑制或不敏感状态,体内促性腺激素水平低下。由于没有性激素的作用,女孩的生殖器官也处于幼稚状态,表现为卵巢细细长长,里面的卵泡很小,没有分泌激素的功能;子宫又薄又小,从外表来看女孩与男孩的区别并不太大。到了儿童后期,大约在 8 岁,下丘脑中促使性腺分泌激素的释放因子从抑制状态下开始苏醒,这种激素作用到垂体,使垂体分泌促性腺激素。这一信号继续传递到达卵巢,在促性腺激素推动下,卵巢开始发育,并分泌雌激素。这种从卵巢分泌的雌激素是促成女性第二特征的主要物质,也是女性第一性征(即生殖器官)发育的基础。在雌激素作用下,子宫逐渐增大、肌层增厚;输卵管增粗,出现正常的蠕动;阴道上皮增厚,弹性增加等。女孩子在中枢神经系统及性腺轴指挥下,整个生殖器官及外形完成了从儿童向女性的转变。

每个儿童的青春发育开始年龄、发育速度及成熟年龄是不同的,一般可以分成 3 种类型。

① 早发育型:青春期开始年龄早,在 8~9 岁,身高突然增加的高峰出现早。但这一突增过程持续时间较短,月经初潮年龄早,往往表现为身材矮、骨盆宽、肩膀窄的矮胖体型。

② 晚发育型:与前者相反,各种变化发生的年龄较晚,成为身材高挑、肩膀宽、骨盆窄的细高体型。

③ 一般型:介于上述两者之间。

这些区别与遗传、营养、生活环境及内分泌均有关联。

哪些因素会影响
女性青春发育

对青春发育产生影响的因素中,种族、遗传和生活环境是不言而喻的。此外,营养条件、内分泌状况、是否有疾病,甚至经常处于性开放的耳闻目染环境中,也会影响其发育。

① 遗传:青春期开始年龄及发育速度有明显的个体差异,主要受遗传因素的影响。母女间、同一种族内月经起始年龄、体态均有明显的相关性。

② 生活环境:女孩的衣、食、住、行及受教育程度、经济状况均会影响身体的发育。在不断处于战乱的国家,或生活在极度贫困、饥饿、恐慌的环境下也会影响其发育。家庭经济状况好、父母受教育程度高者,青春发育较正常,体格也较强壮。同样,生长在寒冷地区的女孩青春期开始较迟,而在热带地区往往不到 10 岁即有月经来潮了。

③ 营养状况:对青春发育影响很大,慢性营养不良可造成青春期延迟甚至完全中止。有个典型例子,在第二次世界大战期间,关押在奥斯维辛集中营中的少女,几乎鲜有月经来潮者,多数发生了青春发育延迟。我国随着改革开放、经济条件明显好转,近 10 年来女孩的青春期有所提前,且速度加快。但也必须指出,营养过度,造成严重肥胖可导致青春期延迟,必须加以注意。

④ 内分泌影响:体内不少有内分泌功能的腺体,如垂体、甲状腺、肾上腺、胰岛素等都会参与女孩的青春期发育,这些腺体必须正常分泌激素,且相互协调才能完成青春期的正常发育。

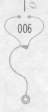
青春期女孩会
表现出哪些特征

随着青春期的来临,人体性腺调节指挥中心渐渐觉醒,女性体内的内分泌腺首先发生改变。在中枢的协调下,各种内分泌腺所产生的激素纷纷发挥"信使"的作用,来调节体内各器官的生长发育及生理功能。其中内分泌变化的主体是由下丘脑－垂体－卵巢所构成的轴系(简称性腺调节轴或 H－P－O 轴)(图1)。这一轴系根据程序进行运转,于是出现有别于男性的生殖器官发育,构成女性特有的外貌、体态,并使之能承担起繁衍人类的崇高任务。女性在这一阶段的外表特征有:

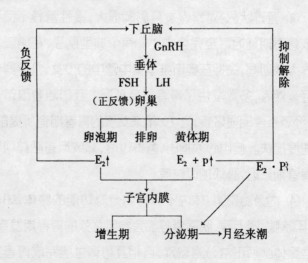

图 1　下丘脑－垂体－卵巢调节轴

① 体表特征：受性激素的影响，从小女孩转变成女性的外表特征，是从乳房发育开始的。最早是乳晕的增大、着色、出现乳核，但直径不超过乳晕。随后乳房渐渐增大，超过乳晕，到14~15岁，乳房形成一个半球形的大隆起，完成发育。随之出现了阴毛及腋毛，与男性不同的是阴毛分布呈倒三角形，底部在耻骨水平，向下生长。同时骨盆渐渐变宽，脂肪在胸、肩及臀部沉积，从而构成了女性特有的细腰丰臀状体态。上述种种表现称为"第二性征"。这些特征是受性激素作用而形成的，可根据第二性征的特点，观察及推测是否有性成熟。

② 生殖器官发育并渐渐成熟，即第一性征发育成熟。

③ 心理状态变化：如前所述，女孩进入青春期后会有害怕、害羞或好奇、困惑等不同的心理变化。更值得注意的是，在性激素的刺激下性心理也开始觉醒，从开始时对异性的反感、抵触阶段很快转入好感阶段，渐渐出现倾慕异性及吸引异性等心理状态。在这样一个敏感、易变的阶段，极需家庭、学校多多关心、爱护，指导及沟通，使她们能在一个良好的环境下健康平稳地进入女性一生中的辉煌阶段——性成熟期。

青春期女孩外形体格会有哪些变化

青春期开始后，女孩的变化表现在以下几个方面。

① 身材的突增及骨盆发育：随着神经内分泌作用的开

启,在青春早期的初潮前2~3年,身材迅速增高,称为青春期生长突增。初潮前一年是生长突增的高峰期,到月经初潮前夕,生长速度明速下降。在这段时期女孩身高平均增加25厘米,大约一年增加5~7厘米。在高峰期可突然增加10厘米。随着卵巢的发育及雌激素分泌,月经来潮后生长明显减慢,18~20岁时骨骺完全闭合,身高停止增加。一般女孩子的突增年龄较男孩出现早2年左右,但突增幅度小于男孩。出现突增年龄的早晚是青春期发育类型的重要依据。另一个特殊变化出现在骨盆。10岁之前与男孩相比,骨盆形态几乎没有差别。进入青春早期,女孩骨盆出现变化,表现为骨盆的横径长度生长较前后径快,且持续时间长,于是骨盆的大小、形状与男孩相比,有了明显区别,表现为骨盆变宽、入口横径较前后径长,呈圆形。这一形状有利于女性正常分娩时胎儿的通过。

② 以乳房发育为信号的第二性征发育:一般在月经来潮时,乳房已经发育成熟,这也为生育孩子后的哺乳做好准备。

③ 身体组成的变化:青春期前男孩、女孩间脂肪的重量及去除脂肪后身体其他部位的重量(又称瘦体重)基本相等。待发育后,女性脂肪的绝对值不下降,但增长趋于缓慢,且这些脂肪集中在胸、肩、大腿及臀部等处;另一面,女性的瘦体重相对增长较慢,持续时间也短,与男孩间的差距很快拉大。一般在青春成熟期,男性的瘦体重为女性的1.5倍,而女性脂肪则为男性的2倍,再加上女性骨盆的发育、乳房发育,形成了女性所特有的凹凸有致的优美体态。

何谓骨龄？骨龄测定有哪些积极意义

　　前面已介绍了女孩在青春期前身体会迅速增高，但身材增长在身体各部位发展不一致。一般来说，由长骨构成的肢体生长较躯干部分为早，下肢又较上肢为早，于是在生长的某一阶段，女孩形成了长臂、长腿的细长身材，之后各部分的比例才渐趋协调。生长过程中构成体格的支架——骨骼是其中的重要部分。假如骨骼不生长，身材不可能有变化。骨骼的生长方式主要有长骨骨干骺端成骨及膜性成骨两种，前者引起长骨生长，后者引起扁骨生长。骨骺生长以骨化的程度来表示。从胎儿出生到青春后期全身骨骺闭合，停止生长这一过程，可以从骨骺骨化中心的成熟过程中反映出来，它遵循一定的程序。其成熟程度用骨龄来表达，骨龄是反映骨骼成熟过程中的独立生长指标，不依赖时间、年龄和生长速度而变化。因此比实际年龄能更好地反映身体发育成熟的程度，也就是说，所测得的骨龄值可以比实际年龄早，也可比实际年龄晚。如果观察中发现骨龄进展较身高增加更快，可预计骨骺将会早闭合，生长的时间会缩短，最后的身高值将比预期的矮，反之亦然。测定骨龄可应用于以下几个方面：

　　① 用于诊断内分泌疾病，如性早熟时，骨龄可能较实际年龄提前。虽在较早时发生身材突增，但因骨龄的进展较身高增加更快，可预测骨骺将早闭合，生长将早停止，最

后到成年时身材反而矮小。又譬如,在骨龄达到 13 岁时青春期尚未开始,应考虑存在促性腺激素的缺乏。

② 预测月经初潮年龄:一般骨龄为 13 岁时,将会有月经来潮。

③ 预测成年期身高:如身高年龄小于骨龄时,可预测成年的最终身高将矮于正常人的平均值。例如,中国女孩 12 岁时平均身高为 140 厘米,但假如当时测出的骨龄已达 14 岁,骨龄超过了实际年龄,那么,她最后的身高将低于正常人。

由于骨龄的测定需要较高的技术,并应将预测骨龄与当时的时间年龄、身高相结合建立多元回归方程进行计算。为了能获得相对准确的结论,建议到正规的运动医学机构或科研单位进行检查为妥。

青春期女性体内激素会发生哪些变化

青春期的开始是以体内的下丘脑 - 垂体 - 卵巢这一性腺调节轴的觉醒为信号,在中枢神经系统的协调下,各种内分泌腺分泌出各种激素,并各司其职相互协调、相互制约调节人体各器官、组织的生长发育,行使各自的生理功能。与女性内分泌相关的激素主要有以下几组:

① 与女性生殖系统生理功能直接相关的系统:下丘脑 - 垂体 - 卵巢轴是青春期内分泌变化的主体,它在儿童期此系统已经存在,但是活动水平很低。一旦该轴系苏醒

并充分发挥功能，就是青春期的开始。先由下丘脑分泌出一种名为促性腺激素释放激素（GnRH）的多肽激素，去促进垂体合成并释放促性腺激素（Gn），它分别由促卵泡成熟激素（FSH）和促黄体生成激素（LH）构成，由它们再去刺激卵巢。卵巢中的卵泡随之生长、发育、排卵，并分泌出性激素——雌激素和孕激素，它们分别使子宫内膜增长及分泌，最后脱落，月经形成。这就是重要的下丘脑－垂体－卵巢轴（性腺调节轴）。当雌激素与孕激素达到一定浓度又会反过来抑制促性腺激素释放激素，使卵巢不再分泌性激素。这一调节机制十分巧妙，犹如设计出的计算机程序。只要程序不打乱，不受侵袭，就会一直正常地工作。

② 肾上腺功能的初现及分泌雄激素：女孩在 6~8 岁，肾上腺皮质产生雄激素的量开始增加，并在 1~2 年内明显上升，称为肾上腺的功能初现或肾上腺青春期。这个时期分泌的雄激素对女孩阴毛、腋毛生长及骨骼成熟、身高的突增起着重要的作用。当然，假如分泌过度也会引起一些特有的疾病。

③ 其他激素：包括生长激素、甲状腺素、胰岛素、催乳素等，对青春期内分泌调节均起着相当大的作用。

女性生殖器官在青春期
是怎样发育的

女孩子进入青春期，由第二性征所表现出的外观固然十分重要，但其身体内部，女性所特有的生殖器官，也就是第一性征的变化才是最根本、也是最关键的部位。其中任何一个环节出现异常,均可危及女性的生殖、生育功能。

① 卵巢的发育:卵巢是女性的性腺,相当于男性的睾丸,它所产生的卵子是繁衍后代的基础。只有卵子与精子结合才能形成小生命。卵巢的另外一个重要功能是分泌性激素,只有足够量的雌激素与孕激素才能保证性器官,如阴道、乳腺及孕育子代的子宫发挥相应的功能。在胎儿出生时,卵巢只有 1 厘米左右长,呈条状,重量仅 1 克。到儿童期也只有少许增长,其功能处于静止状态。直到中枢系统各种促性腺激素开始分泌,也就是青春期开始后,卵巢才迅速增长,重量渐渐增加。到发育成熟时可达到 4 厘米 ×3 厘米 ×1 厘米,重量为 5~6 克。在发育过程中卵巢皮质部分出现多个卵泡,随着每月神经中枢促性腺激素的作用而发育成熟,排出卵子及形成黄体,不断分泌出雌激素、孕激素,于是出现规律性、周期性的阴道流血——月经。

② 其他生殖器官的发育:在女婴出生时,生殖器官已经发生、分化,构成女性的外阴、阴道、宫颈、宫体及输卵管。未发育时十分细小;直到进入青春期,在卵巢分泌的性激素尤其是雌激素的作用下,才得以迅速生长。到成熟阶段子宫可达 2 厘米 ×3 厘米 ×3 厘米,重约 23 克,同时衬填在子宫腔内的内膜层逐渐增厚,随着雌激素、孕激素的作用下,出现增生期及分泌期的变化。若未受孕,随一个周期结束,内膜脱落而月经来潮。

阴道:在儿童期为细小、狭窄的管道,上皮薄而干,无皱襞。随着卵巢的不断成熟,在雌激素的作用下,阴道渐渐增

长变宽,上皮渐增厚,弹性增加,且形成皱襞,表面湿润,易于扩展及收缩。

外阴:变化也十分明显。在 8~9 岁时外阴即开始隆起、增大而变得十分柔软,阴阜部因脂肪沉积而增厚有弹性,大阴唇因脂肪沉积而变大,并掩盖住小阴唇及阴道口,保护并阻止污染阴道腔。

这些器官的发育、成熟,为今后的性行为及生育、繁衍后代做好充分的准备。

哪些因素会影响女性月经来潮

女孩第一次出现的阴道流血称为月经初潮,它象征下丘脑-垂体-卵巢轴已正常启动,且子宫内膜及生殖通道畅通无阻,这是进入青春期的重要标记。出现第一次月经的年龄为初潮年龄,之后这一现象周而复始,每月出现一次,称为月经。

影响初潮年龄的因素很多,首先它受遗传因素的控制。1985 年,我国曾对全国中学生做了一次健康及体质的调查,从获得的数值中发现,汉族女孩的初潮年龄在 13.46 ± 1.36 岁,27 个少数民族的女孩,年龄为 13.97 ±1.46 岁,晚于汉族,以拉祜族为最晚,约 15.9 岁。据欧美资料表明,美国女孩初潮在 12.5 岁。

其次,营养、体重、体脂状态、运动与营养也起重要作用。一般来说,当体重低于理想体重的 10%~15%,或体内储存的脂肪消耗 1/3 以上时,初潮可推迟或闭经。因此,因职业需要而必须保持瘦削体型的芭蕾舞班学生、体操运动员等,她们的初潮年龄常较迟;相反,体重超过标准的中度肥胖的女孩,初潮年龄较早。

第三,精神压力过重、睡眠不足也会影响初潮。

最后,日照不足,如在寒带,长期不接触阳光时,促性腺激素的分泌将受到抑制,也会影响青春期的发育。

女孩月经最初阶段有哪些特点

月经初潮象征着性腺调节轴开始唤醒,但是在初潮后的相当长时间内,由于这一调节轴系统功能尚没成熟,尤其是卵巢,还没有形成正常的排卵周期,使每月的月经周期、经期、经量均不规则,这个阶段的月经称为无排卵的月经。一般在初潮后一年内,有82%以上的女孩无排卵,2年后也只有50%的孩子排卵,有的孩子即使排卵,但黄体功能也不健全。随着年龄增长,具有正常排卵的月经周期逐渐增多,周期也渐渐规律化。5年后,无排卵的周期减少到10%~20%左右。

上述未建立正常排卵的女孩子,其月经的特点是,每次来潮时间无法预计。有时 40~50 天来潮,有时一周、10 余天即会出血,且持续的天数也无定数,有的刚出一点点血就停止,有的淋漓 20 余天不净,更有突然大量出血,不得不急症送医院。这些情况将随着年龄的增长,卵巢功能的成熟而自然地趋于规律化，不需要过多干预。只有当出血持续不净或大量出血时，才必须去医院就诊。影响月经的因素很多，在这不稳定时期，如过度劳累、过度紧张、过度肥胖、盲目减肥等，会引发功能性子宫出血或其他月经病。这一点应当引起孩子及家长们的重视。

什么是性早熟

进入青春期的年龄因民族、地区、人种及其他因素影响，并非整齐划一。对性早熟年龄的界定也只能根据平均年龄而定。一般规定为：任何一种性征出现的年龄较正常人群相应性征初现年龄，提前两个标准差以上即称为性早熟。以最具特征、最早出现的乳房发育为例，有85%的女孩乳房初现于10岁，向前两个标准差是8岁；同样，月经初潮年龄在我国为12～14岁，向前两个标准差是10岁。因此，把女孩在8岁之前出现第二性征（乳房发育）、10岁之前月经来潮诊断为性早熟。如发育的性征与原来性别一致称同性性早熟，发育特征与原来性别相对立，称为异性性早熟。那么，为何青春期会提早呢？原因很多：

① 家庭因素：家族中存在常染色体的异常，出现隐性或显性遗传，但并非所有人都有家族史。

② 中枢神经系统疾病：如位于下丘脑肿瘤、脑炎、脑膜炎，或头颅损伤，或脑发育不全等均可造成性早熟。

③ 来自其他途径的雌激素促使性征发育：如生长在卵巢的功能性肿瘤等。

④ 除了上述因素外，一些人为的因素也让青春期不请自来：如有些家长为了呵护孩子，买了不少保健品、滋补品进行健康投资，谁料营养品成了"催熟剂"，像蜂王浆、花粉、胎盘、蜂蜜等都含有一定量的性激素；也有的孩子误服用了含有激素的美容品，也可引起早熟。

总之，当女孩不到 8 岁出现乳房发育时，应及时去性早熟门诊就诊，以寻找发病原因，及时处理。

什么是真性性早熟，什么是假性性早熟

女孩的性早熟大致可分为真性和假性两大类，它们的分界线是决定女性发育的下丘脑 - 垂体 - 卵巢轴是否已经真正激活、启动，进入循环周期。性腺调节轴的功能提前被激活，称为真性性早熟；不依赖性腺调节轴所发生的性早熟，称为假性性早熟。

① 真性性早熟：预示青春发育真正提前，性腺调节轴提前被激活、启动，第二性征进行性地发育并趋成熟，随之月经来潮，并建立了排卵周期。在血液中测定各项激素水平（雌激素、促卵泡成熟激素、促黄体生成激素等），均已达到青春期或成人水平，骨龄明显提前，身高、体重增长均较同龄儿童早，在全身检查中未发现如卵巢肿瘤之类产生雌激素分泌的疾病。真性性早熟大多与家族性、遗传性有关，也可能有病理因素，以中枢神经系统的疾病为多见，如肿瘤等。

② 假性性早熟：它的特点是只出现第二性征发育，未见月经来潮，雌激素并非来源于性腺调节轴的激活，而来自其他途径。例如生长在卵巢的功能性肿瘤，如颗粒细胞－卵泡膜瘤可分泌大量雌激素，较大生长在卵巢的泸泡囊肿内也含有大量雌激素。目前，外源性雌激素的摄入越来越引起大家的注意，长期给孩子服用滋补品、保健品，接触含激素的化妆品等均会引发假性性早熟。值得提醒的是，外界环境充斥着以美以瘦为荣，充斥在媒体中的谈情说爱内容也刺激孩子性早熟，再加上家长以牺牲孩子的休息、睡眠时间，强制学这学那也会造成内分泌紊乱，引起性早熟。

这里还得提醒，给男孩服用含激素保健品后，会诱发异性性早熟，出现男孩的乳房发育、外生殖器缩小的情况，需引起家长格外重视。

什么是青春发育延迟及性幼稚，有哪些表现

女孩的青春发育比正常人群第二性征初现的年龄延迟两个标准差时，称为青春延迟。如乳房初现，85％的女孩出现在 10 岁，向后延迟两个标准差为 12 岁，通常把女孩已年满 13 岁、仍未出现第二性征的发育称为青春期延迟。在这些儿童中，还需区分哪些仅仅是青春期的延缓到来，哪些是永久性的性幼稚。后者才是需要重视的，因为这些孩子往往伴有其他先天性的异常。

① 体质性青春发育延迟：指经过各种检查，并未发现

有什么器质性的疾病,只是满13岁了还仍像小女孩。她们的身材往往较同龄孩子矮小,但身高及生长速度与骨龄往往一致,其骨龄常低于自然年龄。这些孩子一旦开始青春发育,其生长速度、性激素、促性腺激素的分泌均会变得正常。家庭遗传因素在这类病人中有重要意义。

② 低促性腺激素性功能低下:这些女孩的第二性征,甚至第一性征不发育的原因是促性腺激素释放激素的缺乏,导致促卵泡成熟激素及促黄体生成分泌不足。可以是先天的发育缺陷,也可以是后天性,如肿瘤、炎症、损伤等造成的破坏。

③ 原发性卵巢发育不全或功能障碍:多见于先天性发育异常,也可以是因卵巢部位曾接受过放疗、化疗药物后引起的功能障碍。

上述原因均可造成青春发育延迟。虽然已经超过青春期,但外表依然像没有发育的小女孩。对此也应该引起重视,尽早去医院做详细检查。

性幼稚或青春不发育主要表现为下丘脑－垂体的异常及性腺异常造成的不发育,它可能是因脑部肿瘤干扰,也可以是因染色体异常所引起的遗传病如先天性性腺发育不全(Turner 综合征)。那是除了青春不发育,还有其他的相关症状及体征、有特定的外貌特征等。

功能失调性子宫出血

～ 什么是功能失调性子宫出血 ～

月经紊乱是妇科领域中十分常见的疾病。绝大多数女性在其生育年龄，几乎都会发生一次或一个阶段的月经不规则。在月经紊乱中，最常见的是功能性子宫出血症（以下简称功血）。这是一种不正常的子宫出血，完全是由卵巢功能失调而引起的，主要症状表现为月经量过多，或月经期延续过久，或间隔时间过长、过短等。该症按目前的医疗水平，在全身或生殖器官局部找不出器质性的病变，因而称为功能性的出血。然而，它可以引起病人贫血、继发感染、不生育及精神负担等，也应引起重视。

该病的主要病理基础可能与以下环节有关：中枢神经系统的性腺调节轴（下丘脑－垂体－卵巢轴）的神经内分泌调控失常，或是因卵巢局部调控失常，也可能是子宫内膜或肌层的局部调控异常。按照发病的机制，功血可分为有排卵型功血与无排卵型功血两大类，尤以后者为多见，占70％~80％，且大多好发于青春期及绝经前。

排卵正常的妇女，其月经具有规律的周期性。在卵巢性激素的影响下子宫内膜随之产生有规律性的周期变化。

一般来说，出血时间（经期）为 3~7 天，两次月经间隔（月经周期）为 21~35 天。经量为 60~100 毫升。没有排卵时或卵巢虽有排卵，但雌、孕激素比例不当时，会引起表现在月经周期、经期经量异常的功能失调性子宫出血。

不正常的子宫出血是怎么引起的

在回答这个问题之前，先要介绍一下女性怎么会每月有一次周期性出血，并能自行停止。前面已经谈到了女性月经来潮的特点及在雌、孕激素的作用下，子宫内膜出现的周期性变化。这些变化是为了迎接新生命，也就是为迎接受精卵植入所做的准备。但是在月经周期的后期，所排出的卵子没有受精，那么黄体即会退化，血液中雌激素的水平随之而下降。子宫内膜在失去了激素的支撑作用后，也将从宫腔内剥脱，引起子宫出血，这就是月经来潮。之后由于人体有良好的止血功能，包括血小板的黏附、聚集及凝血功能、子宫内螺旋血管的收缩，以及在卵巢新周期形成中，雌激素及生长因子的影响，子宫内膜及血管上皮再度生长，创面得以修复，于是流血停止。这种出血及止血具有相对恒定的规律，由性腺调节轴控制，一旦失衡引起月经失调。

怎么会引起不正常的子宫出血呢？首先是雌激素的不正常作用导致出血。在正常月经周期时，卵巢先分泌雌激素，其浓度渐渐增高，使子宫内膜逐渐增殖、增厚，并等待排卵及形成孕激素，使内膜出现分泌期的变化。在这一过程中,假如雌激素作用过久,浓度过高,又缺乏孕激素的对抗影响,就会失去正常的月经周期,子宫内膜在雌激素持续作用下过度增殖,需要更多的雌激素才能维持,一旦无法维持,出现相对不足,内膜就会脱落而出血。

这种现象在少女刚进入青春期时,卵巢功能不够健全,以及近绝经期时卵巢功能步入衰退期时,较容易发生。

另外,有的病人虽然能够排卵,但是体内的雌、孕激素浓度的比例不当,不能维持分泌期内膜的完整性,也可导致内膜脱落而出血。

什么是无排卵型功血,有哪些症状

在功能失调性子宫出血所引起的月经失调中,因卵巢没有排卵所造成的疾病,称为无排卵型功血。卵巢没有排卵,可能是因为神经中枢的性调节轴尚未健全,也可以是性调节轴趋于衰竭,于是女性规律性的月经周期无法建立。功血所表现的症状各种各样,完全没有规律。其出现的类型决定于体内血清雌激素水平及其下降的速度,和雌激素对子宫内膜作用持续的时间及内膜的厚度有关。假如病人是由于卵巢功能障碍或神经中枢的功能紊乱造成卵巢不能排卵,这时子宫内膜一直处于增生状态,并随患病程度不同,可演变为内膜的增生过长,甚至因增生的内膜细胞的异型变,造成非典型性的子宫内膜增生过长,这就是癌前病变了。更需要重视的是,部分病人的子宫出血根本就是癌症所致。

一般无排卵型功血表现的症状为：月经量或淋漓、点滴，或大量出血，甚至大血块涌出，导致严重贫血。月经期短者仅2~3天，也可持续长达数月不等，间隔的天数也可仅数天，或长达数月，以致误认为出现闭经。同时，可以伴有贫血征象，或有肥胖、多毛、不育等症。做妇科检查时，一般常无异常发现，有些可能子宫稍饱满柔软些。

这些病人做基础体温测定时，具有类似的表现，即单向型的曲线，完全没有规则。血中激素的测定提示，雌激素浓度相当于中晚卵泡期水平，但是没有正常的周期性变化，促性腺激素则没有周期性的高峰出现。

无排卵型功血是怎样形成的

无排卵型功血多半出现于青春期及更年期，也有少数发生在育龄期妇女。不同时期发生的原因有一定的区别：

① 青春期：进入青春期的女孩，尽管中枢神经系统的下丘脑–垂体–卵巢轴已经开始启动，但是其正常功能的建立往往需要经过一段时间。有资料表明，初潮后2~4年内，有30%~55%的女孩并无排卵，有1/3表现为虽有排卵但黄体功能不足。

这是由于在生殖调节轴中，正反馈的调节机制需要经过复杂、精细的调控试运转后才能建立。在这一调试过程中，若受到外界干扰，如过度疲劳、紧张或肥胖等因素，会引起功能失调性子宫出血。

② 绝经前期：大约在 40 岁之后，卵巢内部存在的卵泡数明显减少，随之出现卵巢形态的老化，表现为纤维化程度增加及体积减小。有学者报道，把 B 超中测得的卵巢面积，在围绝经期、绝经一年以上的，与 25～35 岁的年轻女性之间作比较，结果发现在围绝经期缩小了 30%，绝经 5 年缩小了 54%。

在绝经前期，由于卵泡数减少及卵巢纤维化，使卵泡对促性腺激素敏感性降低，或性调节轴对性激素正反馈的反调性下降，因而停止排卵，于是雌、孕激素比例失常，或完全没有孕激素的影响而引起功血。

③ 育龄期：因劳累、流产、手术、化疗等也可引起短暂的无排卵，引发该病。

什么是有排卵型功血，有哪些症状

有排卵性子宫功能性出血（简称有排卵功血），与前面所讲的无排卵型功血，无论在发生的病理、生理上及处理方法上均有很大的不同，必须把它们区分开来。当卵巢中产生了成熟的优势卵泡，通过排卵形成黄体，就会分泌孕激素。当体内雌、孕激素比例不恰当，或由于子宫内膜的成熟不规则，或者是内膜脱落不规则，所造成的月经紊乱，称为有排卵型的功能性子宫出血。她们的月经虽然也出现紊乱，但仔细询问每个月出血的具体起止日期及出血量变化，还常常有规律可循。由于她们具有排卵功能，可以形成黄体,因此做基础体温测定还是可以看到有双相变化。对有排卵功血,可以按出血的时间、量与基础体温曲线相对照,把该症分成月经量过多及月经间出血两大类:

① 月经量多:这一类病人常常有相对规律的月经周期,唯一的表现是月经期出血量增多,有时经期可超过 7 天,这些症状常常与子宫肌瘤、子宫内膜异位症或子宫内膜息肉等疾病十分相似。因此,在诊断前必须仔细做阴道超声,甚至宫腔镜等检查,以排除这一些器质性疾病。

② 月经间出血:除了正常月经外,常在月经之间另有出血现象。根据流血出现的时间不同,又有以下 3 种情况:a. 围排卵期出血。除正常月经外,在围排卵期,正规月经的第 10～12 天又有出血,但出血量往往很少,持续 1～3 天,甚至不必用卫生巾。b. 月经前出血。在正规月经来潮之前先出现少量的阴道出血,持续 3～5 天,之后正式月经来潮。c. 月经后出血。在正规月经来潮后又有持续少量出血,淋漓不净。

哪些原因会引起 有排卵型功血

这一类型的功能性出血产生的原因,到目前为止还不十分清楚。有学者把出现前一节所描述的病人和正常同年龄的女性比较,结果在月经量过多一组中无论是雌激素水平,还是促性腺激素值均未见有差异,而在经间出血这一类型中,发生的原因也还未完全阐明,只是从内分泌方

面推测,可能与以下原因有关:

① 围排卵期出血:正常女性在排卵期前1~2天,雌激素水平有一个下降波。当病人子宫内膜对雌激素的波动过度敏感时,可引起少量出血。

② 月经前出血:可能因卵巢中虽然出现了成熟卵泡,也发生了排卵,但是所形成的黄体出现过早退化,或是黄体的功能不足,不能支撑子宫内膜的持续分泌状态,一部分内膜提前脱落,造成在正常月经期前出现少量阴道出血。

③ 月经后出血:这一类型可能是在月经进入一个新的周期时,新发育的卵泡所产生的雌激素量不足,不能完好地把已经剥脱的子宫内膜进行修复,这些未复原的创面会产生持续的少量出血,引起月经后淋漓不净的出血。或者因溶解黄体的机制失常,引起黄体萎缩不全,子宫内膜也不能如期完整脱落。在近10余年中笔者发现一个常见的经后出血的原因,就是宫内避孕器。当放环接近或超过一定期限(不锈钢环为10年,尼龙环为7年),由于异物(节育环)压迫引起子宫内膜的炎性反应,也可使内膜产生过多前列腺素,造成月经后的少量不规则出血。

近年来随着医学科学的发展,原来认为没有器质性疾病引起的功能性子宫出血,经仔细检查仍会发现有炎症、宫腔息肉,或罕见的血管异常,或血小板异常,因而在治疗效果不理想时,应尽早寻找是否合并有其他疾病,导致月经不正常。

闭　经

何谓闭经，它的定义是什么

闭经是妇产科的一种十分常见症状，它不是一种疾病的诊断，而是由某些疾病产生出来的现象。习惯上把闭经分成两大类，对女孩长大后从未出现过月经的，称为原发性闭经；曾来过月经之后，又隔 3~6 个月不见月经来潮的，称为继发性闭经。那么女孩到几岁不来月经才称得上是原发性闭经呢？或月经曾来潮之后要间隔多长时间不来才算是继发性闭经呢？在医学临床上均有规定，称之为定义。

① 原发性闭经的定义：女性年满 18 周岁，月经从未来潮者。前面已经介绍过，月经初潮的年龄会受到气候、居住环境、种族、经济条件、生活条件等因素影响而有所不同，一般在 13~18 岁之间，故把 18 周岁未来潮者称为原发性闭经。但是，近数十年来，月经初潮的平均年龄已从 15 岁提前至 13 岁，且在月经初潮前 2 年应该已开始有第二性征出现。因此目前较为公认的对原发性闭经的诊断标准是：女性年满 14 周岁，既无月经来潮亦无第二性征发育（如乳房未发育）；或第二性征已完全出现 2 年仍无月经来潮；或年满 16 周岁，不论是否有第二性征发育仍无月经来潮。

上述病人必须按原发性闭经进行评估及处理，不要再等待。

② 继发性闭经的定义：在月经来潮后再出现停经，若时间超过 6 个月以上者，称为继发性闭经。

一般来说，原发性闭经的后果往往比继发性者更为严重，必须引起家长们的重视。

有哪些原因会造成闭经

引起闭经的原因很多，涉及遗传、内分泌、免疫等多个领域，甚至精神神经的因素、特殊部位的肿瘤、创伤、药物的影响都可以引起闭经。近年来，较多女性热衷于减肥，也可造成闭经。造成闭经的原因是错综复杂的。根据疾病的性质，可把闭经的原因分成 6 个大类。

1. 先天性

包括生殖道畸形，如阴道闭锁、子宫体发育不全、有功能的子宫内膜缺失、子宫缺如、卵巢先天发育不全或条索状卵巢。

2. 创伤性

① 子宫内膜遭到放射线或手术的破坏（如：过度刮宫）。

② 已做子宫切除。

③ 卵巢遭遇放射线破坏，或因手术损伤或切除了卵巢。

④ 颅底受创伤，损害了垂体及下丘脑的功能。

3. 感染性

① 子宫内膜遭受严重感染，使功能层毁坏形成瘢痕，

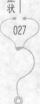

如结核菌感染。

② 卵巢感染,如幼年患腮腺炎波及卵巢,破坏卵巢组织或结核菌感染,使卵巢组织干酪样坏死,瘢痕形成。

③ 颅内感染,如脑炎、脑膜炎影响神经中枢对卵巢的调控。

4. 内分泌失调

前面已介绍了关于性腺调节轴在月经形成中的功能,在该轴的任何一点出现功能失调,包括下丘脑、垂体、卵巢,均可引起闭经。此外,其他内分泌腺,如甲状腺、肾上腺功能异常或存在胰岛素抵抗也可引起闭经。

5. 肿瘤

生长在特殊部位的肿瘤会影响该组织的功能,可造成闭经。例如,较常见引起闭经的肿瘤是生长在垂体的肿瘤、肾上腺肿瘤等。此外,颅底肿瘤、下丘脑肿瘤压迫垂体可造成低促性腺激素及低雌激素,也会引起闭经。

6. 全身性因素

营养不良、慢性消耗性疾病、严重寄生虫感染等均可导致闭经。

一旦出现闭经,必须仔细寻找造成疾病的原因,才能针对确切的病因进行治疗,从而取得较好的治疗效果。

～ 闭经可分为哪几种类型 ～

闭经的分类方法有多种,一般可从生理的或是病理的角度来分类;也可从性腺调节轴病变的部位做分类;还可根据卵巢功能减退的程度进行分类等。

1. 根据生理或病理性分类

① 生理性闭经:可出现在青春期、围绝经期、绝经后期,也可出现在妊娠期或哺乳期。

② 病理性闭经:在排除了生理性因素后,确认有闭经时,又可分成真性闭经及假性闭经。后者实际上每月均有内分泌的周期性变化,但是由于如处女膜闭锁、阴道横隔,或阴道、宫颈管闭锁,导致经血不能外流,积聚在阴道或宫腔内,造成不来月经的假象。

2. 根据有无下丘脑 – 垂体 – 卵巢子宫轴的病变分类,自下而上如:

① 解剖原因:主要指存在解剖上的病变,如子宫内膜破坏、生殖道畸形等引起闭经。

② 原发性卵巢功能衰竭:如遗传缺陷造成性腺发育不全,最典型的是病人染色体的核型为 45,XO,缺失一条 X 染色体的特纳综合征(Turner),又有因免疫系统失调,或促性腺激素受体异常引起的卵巢早衰。

③ 慢性无排卵:这是由下丘脑 – 垂体的缺陷造成促性腺激素异常,或促黄体生成激素及促卵泡成熟激素比例失调导致不规则或持续的无排卵,引起闭经。

3. 根据卵巢功能减退的程度分类

① Ⅰ度闭经:卵巢还能分泌一定量的雌激素,但是不能产生成熟卵泡并排卵,子宫内膜没有孕激素的转化作用,不能形成分泌状态也不会脱落,造成闭经。一旦给予外源性孕激素后,可形成撤退性出血,也即月经来潮。

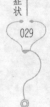

② Ⅱ度闭经：单独补充孕激素不会出现月经，只有同时补充足量雌激素及孕激素才会有撤退性出血，甚至依然闭经，表示卵巢功能有较重减退。

4. 根据引起闭经的部位分类

① 子宫性闭经：因先天、创伤、感染等造成子宫内膜的病变引起闭经，其他性调节轴功能是正常的。

② 卵巢性闭经：造成闭经的原因在于卵巢，包括先天性、创伤性卵巢早衰等，子宫及上级中枢功能是正常的。

③ 垂体性闭经：引起闭经的原因在垂体，如垂体肿瘤、产后大出血导致垂体坏死的席汉（Sheehan）综合征等。

④ 下丘脑闭经：因下丘脑功能失调引起的闭经，如脑肿瘤、神经性厌食症、运动过度、过分消瘦等。

什么情况会引起生理性闭经

在这类病人身上，没有发现或暂时没有发现疾病存在，闭经的发生或是由于青春前期性调节轴尚未走向成熟；或是因妊娠、哺乳抑制了排卵，也可能是卵巢功能已进入衰退等。

① 青春前期的闭经：性腺调节轴（下丘脑－垂体－卵巢轴）的启动开始在胎儿阶段，在出生后垂体的促性腺激素因解除了母体胎盘中性激素的作用，开始下降，直到青春前期，下丘脑的促性腺激素释放加速才开始觉醒，出现脉冲式分泌。在不同地区、不同种族，性腺调节轴的成熟时间是不同的，有明显的个体差异，因而青春期的来临也

十分个体化。只有在 18 岁后尚未见月经来潮,才能称为闭经。

② 哺乳期及妊娠期闭经:在已经出现正常月经周期的女性中,一旦发生闭经,首先应该考虑到怀孕。因为女性在接受性接触后就有受孕的机会。当卵子受精后卵巢中的黄体不会萎缩,相反将继续发育成妊娠黄体,分泌更多的孕激素,使子宫内膜腺体更增大,腺腔中蕴涵更多的糖原和营养素,以迎接即将种植在内膜中的小生命。这时的子宫内膜改称为蜕膜,不再脱落,直至分娩,于是妊娠期出现了闭经。

在哺乳期,受婴儿经常吮吸乳头的刺激,血中催乳激素持续处于高水平,抑制了垂体促性腺激素的分泌,也抑制了卵巢功能,引起闭经。断奶后抑制解除,月经恢复来潮。

③ 围绝经期及绝经后的闭经:这是妇女一生中必经的道路,只是各人闭经的年龄不同而已。

在什么情况下
会引起病理性闭经

排除了前面所说的生理性闭经后,各种因素导致的子宫内膜失去周期性变化、周期性出血停止,均可引起闭经。另一种情况是,每个月均有子宫内膜的周期性内分泌变化,也有月经形成,但由于输送的管道闭塞,如阴道或宫颈闭锁、阴道横隔或输送管道的大门未开,如处女膜无孔,致使形成的经血潴留在阴道或宫腔内,也可不见经血外流。这些状况均可称之为病理性闭经,前者是真性闭经,后者称为假性闭经或隐经。

病理性闭经涵盖的范围、涉及的因素较复杂,不论是子宫、卵巢、垂体、下丘脑,甚至其他内分泌疾病,任何一个环节出现异常,均可导致闭经,分别把它称为子宫性闭经、卵巢性闭经等,依次类推。因此,一旦发现有闭经现象,尤其是原发性闭经时,应及早到专科医院请有经验的医生仔细检查,找出究竟是体内那一个环节出了问题而造成闭经,以便及时作出有效、针对性的处理,以提高治疗效果。

假性闭经有哪些种类, 有哪些临床表现

如前所说,假性闭经主要是由于输送经血管道闭塞,子宫内膜还是正常的,它会对自身卵巢产生的性激素作出反应,也会对外界给予的性激素作出反应,只是经血排出受阻,月经不能流出,造成闭经的假象。常见引起隐经的疾病有如下几种:

① 无孔处女膜:在阴道下端与阴道前庭处有一层薄膜,称为处女膜。宫腔、宫颈及阴道内的分泌物通过处女膜孔排出体外,月经亦然。原来这层膜是完整的,当女婴即将分娩前,该膜会自行穿破成孔,成为阴道的外口,构成生殖道与外界的通道。假如在出生后处女膜仍未穿通,即形成了女性的无孔处女膜。也有的女孩,出生时曾有处女膜孔,但由于炎症或外伤形成粘连,该孔又可被封闭,也会形成无

孔处女膜。在女孩幼小时,因阴道分泌液少,没有症状,也不容易发现,往往并不引起注意。进入青春期,月经来潮后,因阴道外口不通,每月形成的经血无法排出,只能积聚于阴道内。随着来潮次数增多,经血量越见增加,可造成阴道血肿、宫腔积血,甚至形成输卵管血肿,病人可出现周期性的下腹坠痛,且越来越明显,甚至出现排尿困难、排便困难。积血量多时,在小腹可扪及一个有触痛的包块。做妇科检查时会发现处女膜没有孔,透过这层薄膜,可看到里面紫蓝色的血肿。对无孔处女膜诊断较简单,有经验的医生一做检查,即可确诊。治疗方法也很简单,只要在处女膜最膨胀处做"十"字形切开进行引流,让积聚在生殖道内的血肿尽量排空即可。

② 阴道横隔:大多数为不完全横隔。由于经血可在未闭合处流出,一般无闭经症状,常在分娩时或检查时发现。完全性横隔较罕见,一旦发生,其症状与无孔处女膜相似,也以手术切开为上策。

③ 阴道或宫颈闭锁:可因先天发育异常和后天损伤所致,常常会合并有生殖道其他部位发育不良。若子宫内膜仍有功能,有经血形成时,症状与无孔处女膜相似。若无子宫内膜,只表现为闭经而无其他症状。

何谓子宫性闭经, 有哪些临床表现

这是子宫本身的先天性或后天性疾病、创伤等造成的

闭经,而上级机构如卵巢、垂体、下丘脑均属正常。

① 先天性无子宫:在胚胎发育的过程中,发育成子宫的是米勒管。若米勒管未发育或在早期停止发育,可形成先天性无子宫。这类病人常常合并有先天性无阴道,但是她们的卵巢发育是正常的,因而外表来看,具有女性的一切外形特征,外阴形态是女性的,染色体也是女性的,只是没有阴道、没有子宫,这就是常称的石女。

② 始基子宫:在胚胎发育过程中,左右两侧的米勒管汇合到正中,融合成一体即构成子宫体。该病在两侧汇合到正中后不久停止发育,因而只剩下一个索状子宫的结构,没有宫腔,又称痕迹子宫。这种病人与先天性无子宫一样,也有女性的一切外貌特征。

③ 无子宫内膜或子宫腔粘连闭锁:当结核菌侵袭到子宫内膜或产后严重感染,或反复多次人工流产、多次刮宫后均可造成子宫内膜的创伤或粘连。手术所造成的创伤性宫腔粘连称为"损伤性宫腔粘连"。根据粘连及损伤的程度,病人可表现为月经过少或闭经。同样,当细菌尤其是结核菌侵袭子宫内膜时,因感染或放射损伤、腐蚀性药物等也可使内膜形成瘢痕,以致内膜不可能在卵巢的性激素作用下发生周期变化,导致无月经来潮。

前两者是先天因素,后者为继发性。总之,破坏了子宫内膜或根本没有内膜,不可能出现月经。但是,由于生殖系统其他部分未受累,因此这些病人的激素水平、第二性征、外貌形态均与正常女性一致,主要临床表现就是闭经。

何谓卵巢性闭经，会由哪些疾病所造成

正常月经是由子宫内膜对一定水平的卵巢性激素周期性变化所作反应的结果。当卵巢先天性发育不全或功能缺如；或结构遭破坏、所分泌的激素周期异常，均可造成卵巢性闭经。

在卵巢性闭经、尤其是原发性闭经中，有相当比例的女孩是由于先天性卵巢发育不全所致，常见疾病有以下几种。

① 特纳综合征：这是染色体异常而形成的疾病。正常女性染色体核型为46，XX，即具有44条常染色体，性染色体为XX。这类疾病的孩子在胚胎发育过程中，生殖细胞作减数分裂时性染色体不分离，于是少了一条X染色体，结果变成了45，XO。患了这种疾病，最主要的病变是卵巢不发育，于是引起了原发性闭经。第二性征不出现，孩子发育不良。由于这些人同样是染色体异常，会有较相似的体貌特征，表现为身材矮小（极少有超过150厘米者），面容呆板，两眼距离宽，斜视，鼻梁塌陷，嘴呈鱼样，下颌内缩，耳郭大但位置低，颈部粗短，且颈部两侧皮肤形成如鸭蹼状，成为蹼颈，后发际低。两侧乳房扁平，相距较近。病人常有四肢畸形，表现为肘外翻，第4、5掌骨短，小指短而弯曲，指甲发育不良等。引起病人就诊的主要症状往往是长到17～18岁了，女性的第二性征都没出现，以及原发性闭经。

② 多X综合征：也是一种染色体异常，这种病人的每

一个细胞至少含 3 个性染色体。最常见的是 47,XXX,也可有 48,XXXX,及 49,XXXXX。她们表现的症状与特纳征很相似,主要是原发性闭经,但是发生率低于特纳征,所表现的智力障碍远超过特纳征。

③ 单纯性性腺发育不良:病人染色体检查往往是正常的 46,XX,但是卵巢发育不全,在腹腔镜检查或是探腹时,可见到卵巢是一条由纤维结缔组织组成的条索,活检根本没有生殖细胞或各级卵泡的存在。表现的主要症状是原发性闭经及第二性征不发育,内外生殖器发育不良,身材矮小。

除其他的先天性卵巢发育不全,还有卵巢不敏感综合征、单侧条索状卵巢综合征等。

继发性闭经的卵巢因素,可因卵巢功能早衰,放疗、化疗等手术破坏了卵巢结构,或加速卵巢细胞死亡等。有关卵巢功能早衰引起的闭经,下面有专门章节进行介绍。

何谓垂体性闭经,
会由哪些疾病所造成

引起闭经的主要致病环节若发生在垂体前叶,称为垂体性闭经。

垂体前叶发生器质性病变或有功能失常时,均可影响促性腺激素的分泌,而这一激素对性周期的调节来说是指挥中心,指挥中心失灵,必然造成卵巢功能低落,最后发生闭经。因此,垂体性闭经是中枢性的。

引起垂体性闭经可能与下属疾病有关：

① 产后大出血休克，引起垂体前叶缺血、坏死，最后功能丧失：病人往往同时有垂体前叶其他内分泌中枢，如甲状腺、肾上腺功能的减退，出现性腺功能、甲状腺功能、肾上腺功能全面减退，造成一系列症状，称为席汉综合征。

② 原发于垂体的单一促性腺激素缺乏症：这类疾病病人，性染色体正常，垂体的其他功能也正常，仅表现为促性腺激素缺乏造成卵巢功能低落而引起的闭经。

③ 垂体生长激素缺乏：生长激素与人体的全身发育有关。生长激素缺乏后，女孩不会长高。身材矮小，身高只在130厘米以下，外形还是匀称的，但到青春期后，外生殖器官及第二性征均不发育，并伴有闭经，其外貌不会随年龄而变化，一直保持在女孩阶段。

④ 垂体肿瘤：最常见的是催乳素瘤，病人常因闭经而来妇科就诊（详见下述）。

⑤ 垂体遭到破坏：当手术或放射治疗损伤正常的垂体组织后，即可造成不可逆的垂体破坏，出现闭经。

什么是席汉综合征，是怎么引起的

妇女在妊娠期间各器官功能十分亢奋、活跃，而性腺、甲状腺、肾上腺内分泌功能更是旺盛，脑垂体前叶是这些内分泌腺的中枢。为了保证这些器官功能的正常开展，妊娠期脑垂体前叶的血液供应特别丰富，前叶细胞也呈增生肥大状,尤其是催乳素分泌细胞更为明显,较非孕期大2~3倍。这些组织对氧的需求量明显增加,一旦血流量突然停止,就可造成垂体前叶细胞坏死。因此,当分娩时发生大出血,特别是大出血持续较长时间未能控制,又未及时补充丧失的血液,甚至造成休克,可导致供脑的血量骤减,严重损害了垂体前叶细胞,引起局部细胞梗塞坏死,结果出现垂体前叶功能的障碍。临床表现为所分泌的激素减少。也可是单一激素或两种以上激素的功能低落。一般来说,促性腺激素功能障碍最早出现,之后依次为促甲状腺激素、促肾上腺皮质激素,于是受其调节的内分泌腺体,如性腺、甲状腺及肾上腺也随之萎缩,最后出现多系统多脏器的功能障碍。主要表现有:

① 性腺功能减退:该病最早表现的症状是有产后大出血史,尤其发生过休克的产妇。本应在第二天就有的乳汁,没有分泌,且持续未见有乳汁分泌,乳房反而变小变软,这是发现该症的警号。随之产妇的阴毛、腋毛脱落,生殖器及乳房萎缩,月经闭止不行,性欲减退甚至消失。

② 甲状腺功能减退:表现为怕冷、乏力、少汗、皮肤干且糙、记忆力减退、表情淡漠、反应迟钝、精神抑郁、心率缓慢。

③ 肾上腺功能减退:表现为虚弱、疲软、消瘦、抵抗力差、低血压、低体温等,皮肤及会阴部色素减退。

总之,和生产后应该出现的愉快、活泼、健康精神状态完全相反,一般较容易发现其病态。

为什么患了垂体肿瘤
会引起闭经

在垂体部位生长的肿瘤占全部颅内肿瘤的10%,最常见的垂体肿瘤是催乳素腺瘤。这种肿瘤生长在垂体前叶,具有功能性,是引起闭经的最常见器质性疾病之一。其他的垂体肿瘤,如颅咽管瘤、生长激素分泌细胞瘤、促肾上腺素分泌细胞瘤、促甲状腺素分泌瘤等,均会有内分泌腺相应症状,也均会出现闭经。下面以催乳素腺瘤为例,介绍其症状。

催乳素腺瘤的典型临床症状是闭经及溢乳。

① 闭经:这是最早出现的症状,也是促使病人就医的主要原因。闭经时间长短与血清中催乳素升高程度有关。

② 溢乳:是该病的重要症状。溢乳可以在产后已停止哺乳后,或流产后发生乳汁不断溢出,也可以发生在未婚未孕的妇女,其量多少不等,多时容易发现,少时需挤压才出现。

③ 不育:该症由于催乳素的升高,抑制了促性腺激素分泌,阻碍促黄体生成激素高峰出现,卵巢不发生排卵,因而不育。久而久之,卵巢本身合成激素的能力下降,卵泡发育中止,生殖器官萎缩,更不可能会生育。

④ 压迫症状:随着颅内肿瘤的增大,压迫周围脑组织后,70%~80%病人可出现头痛,诉有视野障碍、偏盲等症状。

⑤ 低雌激素症状：长期雌激素低下、闭经，即可出现阵发面部潮红、急躁易怒、性交困难、性欲减退等症状。

该症一旦确认，可用药物治疗。目前最普遍应用的是溴隐亭。由于该药具有一定的不良反应，且用药时必须以催乳素监测，开始剂量与维持量很有讲究，因此一定要在医生指导下进行治疗。此外，医生也会根据病变的部位、大小、症状，选用手术治疗或放射治疗。

什么是下丘脑性闭经，由哪些疾病造成的

过去把发生在脑垂体水平以上的疾病所引起的闭经，称为下丘脑性闭经，而且较长时期把下丘脑性闭经与精神性闭经认为是同一性质的疾病。随着医学科学的发展，目前已发现有更确切更广泛的含义，它主要指中枢神经系统、下丘脑的多种疾病引起促性腺激素释放激素（GnRH）的分泌异常，从而引发闭经。例如，生长在大脑的肿瘤（位于鞍上颅咽管、异位松果瘤、视交叉神经胶质瘤等）、炎症、外伤及血管病变可导致闭经；或服用了抗精神病药、避孕药，抑制了下丘脑促性腺激素释放激素的分泌，也可导致闭经。在这一类型的闭经中，有时虽然没有上述器质性病变，但是当精神活动，如情绪、情感、焦虑、抑郁等骤然变化时，或参与了十分激烈的运动，或遭受巨大精神创伤时，均可抑制下丘脑促性腺激素释放激素的分泌。近年来，社会上盛行减肥风。女性不顾自己原有的条件盲目减肥，导致体重明显

下降,过分消瘦,造成神经性厌食,也会出现闭经。

长时间过量运动或紧张 激烈比赛后为何会闭经

　　长时间过量运动或长期参加紧张激烈的比赛,会使下丘脑垂体的功能异常。这种情况大多发生在年轻女运动员中。对运动员,要求具有良好、发达的肌肉,轻柔的身姿,她们身上的脂肪往往较少,而对于青春期少女来说,若要进入发育期,在月经初潮时,必须具备有 17％的体脂含量;维持正常月经周期,体脂含量不能低于 20％。脂肪组织可将来自肾上腺分泌的雄激素,经过芳香化酶催化而成雌激素。一旦体脂储存过少,或消耗过度,可出现因雌激素量的不足,影响神经中枢产生有效负反馈。同时,在激烈运动中还会发生以下变化:

　　① 体内雄激素升高,可使促性腺激素释放可使激素功能紊乱,促卵泡成熟激素下降,卵泡发育受阻,卵巢分泌的雌激素过少,结果子宫内膜得不到正常的性激素作用,无法发育增厚。

　　② 运动使肾上腺皮质激素升高,长期激烈的运动,使肾上腺皮质经常处于高水平,导致促性腺激素释放激素及促性腺激素下降。

　　③ 激烈运动时,体内内源性阿片肽升高,也会抑制促性腺激素释放激素及促性腺激素分泌。据调查,长跑运动员中,闭经发生率高达 59％,芭蕾演员中更高达 79％。

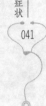

运动员发生闭经的频率与运动强度、类型、个人心理状态、应激状态及原有体脂比例有关。一旦运动员出现闭经，应引起教练员的注意，首先应解除她们的思想顾虑，同时适当调控运动量。在训练时间、训练强度及体能与技能的比例安排上进行适当调整，并给予足够的营养补充。如闭经超过 3 个月，应该给予模拟卵巢激素生理功能的雌激素＋孕激素的人工周期治疗，以激发大脑对性腺调节轴的正常指挥，并避免子宫内膜萎缩及骨量的丢失。

过分减肥或神经性厌食
为什么会引起闭经

如上题所述，要维持卵巢正常的排卵功能，女性必须有一定比例的体脂含量，以及脂肪组织在维持人体正常雌激素代谢中的作用。因此，如过分追求骨感美，为减肥而节食导致体重明显下降，可造成闭经；当无度地追求骨感美，可发展成精神性厌食，任其发展下去，即可引起致死的进食行为障碍，闭经是该疾病早期的一个信号。近 10 几年来，随着各种媒体对明星、模特等过分渲染，中学少女中，精神性厌食症的发病率有所上升，如有一个女孩因进食行为障碍，奄奄一息才送进医院抢救的报道。

神经性厌食会使人体发生哪些变化呢？

① 影响下丘脑－垂体－卵巢轴：该病是神经中枢性的抑制，必然引起促性腺激素释放激素的分泌抑制，分泌量减少到青春发育前的水平，整个性腺调节轴不能启动，月经当

然不会来潮。此外,已发育的第二性征也会渐渐萎缩。

② 影响下丘脑－垂体对肾上腺的调节轴:血液中肾上腺皮质水平明显上升。

③ 影响下丘脑－垂体对甲状腺的调节轴:使甲状腺的分泌量明显下降。

上述病理变化除发生闭经外,最终会使病人出现体型改变、过度消瘦、怕冷、乏力、皮肤干燥、体温及血压偏低、毛发变得细软。同时,在性格上也会发生变化,表现为内向、忧郁、少言寡语、不合群等。发展到严重阶段就十分危险。一旦家长及老师发现女孩出现不肯进食、消瘦等现象,应该立即引起重视。首先,要给予真心的关爱及精神鼓励,适当给予改换环境,并请专业心理医生予以疏导,并逐步劝诱其进食,由少到多,使体重每周能增加 1 000~2 000 克。第二,在此基础上给予雌激素的周期治疗。能有月经来潮,往往可给病人及家属极大的心理安慰,提高治疗信心。

哪些药物会引起 闭经的不良反应

在病人因闭经求诊时,询问药物的应用史很重要,因为有些药物可以造成闭经,较常见的药物有:

① 抗精神病药物:女性精神病病人在接受抗精神病药物治疗时,会出现闭经及溢乳,主要药物有氯丙嗪、奋乃静或氯普噻吨(泰尔登)等。抗精神病的药物中,有部分属于多巴胺受体阻滞剂,服药后会引起血中催乳素升高,也会引

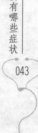

发闭经及溢乳。

② 口服避孕药或紧急避孕药：口服避孕药的作用原理，是通过人工给予的雌、孕激素，替代卵巢自身的性激素，抑制性腺调节轴的功能，抑制卵泡发育及排卵，达到避孕的作用。在 20 世纪 80 年代后，生产的第二代低剂量避孕药，可减少与剂量有关的不良反应，例如对血液的影响、对血脂影响等，目前低剂量配方已将不良反应降到最低点。但由于雌激素量低，会使部分服药妇女的子宫内膜增殖不够，即使加上孕激素也无法出现撤退性出血，造成闭经。一般来说，停药后 3 个月内月经会恢复到正常。假如停药 6 个月，月经仍不出现，称为避孕药后闭经，95％~98％的服药妇女在停药一年内能恢复排卵。停药后仍然闭经的妇女，过去往往曾有月经不规则史，或曾放置过带激素避孕环史。因此，在选择避孕方法时，应注意这些因素。

③ 其他药物：如地西泮（安定）、利舍平（利血平）、甲氧氯普胺（灭吐灵）等也会引起闭经。

对药物引起的闭经，只要找出原因，停药后一般即可恢复正常月经。

甲状腺疾病为何也会引起闭经

甲状腺是人体在结构形态上最大的内分泌腺。分泌的甲状腺素，参与调节机体组织细胞的新陈代谢、组织分化、生长发育及生殖内分泌。生殖内分泌功能也会影响甲状腺的功能。

先说一下甲状腺对性腺调节轴功能的影响。甲状腺素参与体内各种器官、组织细胞的生长发育、代谢，也包括下丘脑－垂体－卵巢及子宫；促进蛋白质代谢、合成各种性激素，使其转换代谢；也是受体合成的主要参与者，从而影响性腺调节轴的功能及靶器官的反应性。

性腺对甲状腺功能也有影响，其中雌激素可增加下丘脑的促甲状腺素释放激素的合成及释放。同时，因增加了垂体中受体的含量而提高垂体对促甲状腺素释放激素的敏感性。

当甲状腺功能亢进时，病人会有月经的改变。一旦发展为中、重度甲亢时，下丘脑垂体的促甲状腺素释放激素、促性腺激素释放激素的分泌功能均受抑制，可导致无排卵或闭经。据报道，约有 15.5％ 的甲状腺功能亢进病人有闭经。

甲状腺功能低下时，体内甲状腺激素分泌不足，甚至缺失，可出现一系列症状。假如在幼年发病，称之为呆小病。几乎所有的女性呆小病病人均有原发性闭经。若在青春期前发病，表现为原发性闭经及性幼稚。在成年女性，可因淋巴细胞性甲状腺炎或手术切除甲状腺过多、服药过量等造成甲状腺功能低下，也可引起继发性闭经。

肾上腺皮质疾病
为何也会引起闭经

肾上腺皮质与卵巢有许多十分相似之处，如在胚胎发育过程中,都是从泌尿生殖嵴的上皮发育而成,它们都能合成类固醇结构的激素。在肾上腺皮质的网状带也可以产生与卵巢甾体激素相类似的性激素,女性在卵巢萎缩、绝经后,体内所存在的少量雌激素来源于此。另外,一个重要特点是,下丘脑的激素释放激素对控制肾上腺与卵巢间产生交叉作用。因此,肾上腺皮质与卵巢的功能关系十分密切。当肾上腺皮质出现相关疾病时,如功能亢进或低下,很容易影响卵巢功能,造成月经紊乱或闭经。

① 肾上腺皮质功能亢进(库欣综合征):它的表现为向心性肥胖、高血压、高血脂、多毛、痤疮等,其中有 60%~80%出现月经稀发或闭经。当肾上腺皮质功能亢进时,血内睾酮(雄性激素)明显上升,干扰了女性性调节轴的正常功能,于是出现闭经。

② 肾上腺皮质功能低下(艾迪生综合征):它可因结核、梅毒感染,也可因肿瘤、出血等造成肾上腺皮质的功能损伤,更多的(大约有 75%)是由于自身免疫性疾病所造成。它往往造成多个腺体的功能低下,其中部分病人伴卵巢功能衰竭。

此外,还有一些由于先天性肾上腺皮质激素合成酶的缺陷,引起高雄激素血症。这时女性进入青春期后,由于雌激素水平低下,会出现原发性闭经、子宫发育不良及第二性征发育差。因此,对闭经,尤其是原发性闭经的病人,必须仔细检查肾上腺皮质的功能。

∽ 糖尿病会引起闭经吗 ∽

糖尿病是胰岛功能失常所致的疾病,可影响性腺调节轴的功能,出现月经紊乱、闭经、不育等。这种影响可以是直接作用,也可是间接作用。有实验证明,胰岛素能直接作用于卵巢,影响卵泡的分化和功能,而胰岛功能异常可引起组织内糖类及脂类代谢失调,使性腺调节轴表达功能所分泌的各种激素受体发生代谢紊乱,间接影响了性腺调节功能。

研究发现,胰岛素依赖型糖尿病(1 型糖尿病)会引起性腺的功能低下:a. 1 型糖尿病会影响合成激素所需物质的代谢紊乱,干扰了卵巢激素的合成。b. 共同发病原因使胰岛及卵巢同时受累。c. 糖尿病时微血管出现粥样硬化及栓塞,影响卵巢的血供,导致卵巢破坏,使其功能低下。1 型糖尿病若在女孩 10 岁前发病,可使其初潮明显延迟,原发性闭经发生率较一般女性提高 4~6 倍。在未采用胰岛素治疗前,女性糖尿病病人闭经率高达 50%。

非胰岛素依赖型糖尿病(2 型糖尿病)干扰了卵巢类固醇激素所合成的前体物质的代谢,即影响材料来源,也会影响卵巢功能,造成闭经。

经前期综合征和痛经

什么是经前期综合征

经前期综合征是指周期性反复出现在月经周期的特定时间——月经前期,影响妇女日常生活及工作,身体与精神两方面的症状群。然而这里必须强调的是,超过95％的妇女,在月经前均有一些因卵巢激素波动而表现的症状,这些不能称为经前期综合征。只有极少数妇女,那些症状表现明显,且影响正常生活、工作安宁时才可给予诊断。

经前期综合征产生的原因,涉及环境、激素、脑系统平衡等诸多因素,表现为在月经前7~10天出现难以控制的紧张、不安、易怒、注意力不集中和全身不适。大多数持续到月经来潮,有意思的是只要见到经血,在1~2小时后上述各种症状均完全缓解。该病最多见的年龄段是30~40岁的育龄妇女。在国外,有经前期紧张症时,身体及精神状况可影响妇女正常的工作、与他人相处的态度及其社会活动能力,在法律上特把它列为社会环境应激有关的疾病,但不能完全作为免去犯罪责任的理由。

不少学者对该病进行了长期研究。过去曾认为这是由于女性激素排泄所引起,因而提出用"放血"及用药物,促进女性激素排泄的治疗方法,但效果并不理想。近10年来的研究已基本否定了上述看法,认为是由于多种因素复杂地相互影响的结果,它与病人自身的神经过敏体质密切相关。身体中其他一些异常,如甲状腺功能亢进、减退等,也是促使出现症状的原因。在易感病人,一些与应激反应及控制情感有关的神经调节剂与性激素相互作用,是引起该病情感症状及应激行为反应失常的原因。

患了经前期综合征
会有哪些表现

典型的经前期综合征常常在月经前一周出现,逐渐加重,在月经前 2~3 天最严重,但月经来潮后突然消失。也有一些病人到月经第 3~4 天才消退。

所谓综合征的症状各不相同。大约可涉及 150 种,严重的程度也各不相似。一般可将症状分成身体症状及精神症状两大类。

1. 精神症状

① 焦虑症:精神紧张,易怒,急躁,失去耐心,细微琐事即可引起感情冲动乃至争吵、哭闹,不能自制。

② 抑郁症:没精打采,郁闷不乐,情绪淡漠,失眠,注意力不集中,健忘,判断力减退,不愿与人交往等。

2. 身体症状

① 经前头痛:比较常见,多为双侧性,在经前数天出现,剧烈时可伴有恶心,甚至呕吐。

② 乳房胀痛:在经前感乳房饱满、胀痛,尤其是外侧及乳头部位不能触摸,严重时放射至腋下。经后完全消失。

③ 盆腔胀痛:持续至月经来潮即缓解。

④ 肠痉挛痛:偶有肠痉挛性疼痛,甚至在近月经期引起腹泻,大多数经前综合征病人有多种症状,严重时有精神症状,以焦虑症状为多见,占 70%~100%;头痛及乳房胀痛,体重增加也是常见的症状。

什么叫痛经

月经来潮是女性的正常生理现象。但是由于它的出血来源是子宫内膜的周期性脱落,因此随着子宫的收缩,子宫内膜通过宫颈管排出,使部分女性在月经期会有下腹及腰骶部的酸胀、下坠等不适,有的还伴有大便次数增加。这些现象在未婚女性中较多出现。由于症状不严重,持续时间也较短暂,大多没引起注意。

当月经期出现下腹部呈痉挛性的剧痛,有时伴有头痛、恶心、呕吐、腹胀、腹泻,称为痛经。痛经的发生率很难统计,但年龄是发生痛经的一个重要因素。月经初潮时,很少有痛经。随着年龄增长,痛经渐渐增加,16~18 岁达顶峰,30~35岁后明显下降。性生活开始,可降低发生率,足月妊娠分娩后,痛经发生率下降更明显。那些不伴有盆腔器质性疾病的功能性痛经,称为原发痛经。

痛经的诊断因为缺少客观的依据,很难下定论。一般把必须服药才能缓解症状,或疼痛剧烈以致不能正常生活、学习及工作，甚至必须卧床，这种比较严重的疼痛称作痛经。若按此为标准，痛经的发生率大致在 10%~15%。

另外，一些特殊的职业及工作环境与痛经也有关系。长期接触汞、苯类化合物，发生率较高。寒冷的工作环境与痛经也有关系。

部分病人的痛经是由于一些器质性疾病所引起。最常见的如子宫内膜异位症、附件炎症及子宫粘连等。这一类因疾病所引起的痛经，称为继发性痛经。为了及时发现痛经病人中的器质性病变，建议有较严重痛经的病人，即使是年轻的女孩子，也应及时去医院就诊，及时查出病因、及时治疗。

原发性痛经是怎样形成的，有哪些症状

正常月经来潮时，子宫内会形成一定的压力，促使内膜排出体外。一旦宫腔压力过高或促使子宫收缩的力量过强，或者精神特别紧张，或者宫颈管过于狭长等，均可使疼痛加剧，引起原发性痛经。主要原因是：

① 子宫收缩不协调：出现无节律的过于频繁收缩时，会造成子宫缺血引起疼痛。

② 子宫过度收缩：如前列腺素、血管升压素、缩宫素（催产素）等释放过度，尤其是前列腺素合成和释放过多，是原发性痛经的重要原因。

③ 精神因素：在一些自我调节不太好，性格比较压抑、

内向和易焦虑的女性,容易引起痛经。

④ 子宫颈狭窄:如子宫颈管十分狭窄,子宫内膜不易排出,往往嵌顿在此,促使子宫压力增高。这类痛经多见于年轻未婚女性,当大片内膜排出后腹痛旋即停止。原发性痛经的特点是,从月经初潮后即有痛经,每于月经来潮前或刚来潮时,出现下腹痉挛性疼痛,呈阵发性,持续 24~48 小时。剧烈时可有出冷汗、恶心、呕吐现象,不得已卧床休息。多见于年轻女性,妇科检查,没有发现异常。根据其疼痛程度,原发痛经分成 3 种:

① 轻度:有疼痛但不影响日常活动,也不影响学习及工作,很少有全身症状。

② 中度:疼痛使日常活动受到影响,工作效率也因此而降低,很少全身症状,用止痛药可缓解症状。

③ 重度:疼痛剧烈,明显影响日常生活、学习与工作,全身症状严重,服止痛药效果不好。

对原发痛经治疗时,按照上述不同程度,采用不同的治疗方法。

哪些疾病会引起继发性痛经

继发性痛经是因盆腔内有器质性病变,例如子宫内膜异位症、盆腔感染、子宫内膜息肉、宫腔粘连等而造成,平时症状很少,一旦月经来潮,便出现剧烈的下腹疼痛。这些病人过去没有痛经史,痛经常伴随着原发疾病而出现,成为该疾病症状的一部分。例如子宫内膜异位症、子宫肌腺症的病人，往往因进行性加剧的痛经就诊，这是继发性痛经中最常见的原因，占病人的60%~70%。在产后、剖宫产后、流产后引起了细菌感染，或月经期的不洁性生活，或平时性生活较杂乱等均可造成盆腔感染。它的主要症状是发热与腹痛。这些症状在月经期可以加剧，表现为剧烈痛经。

子宫黏膜下肌瘤或内膜上大的息肉也可以引起痛经。另外，放置宫内避孕器痛经，这是由避孕环在宫腔内刺激内膜使宫颈产生痉挛而造成。可能是异物对内膜的刺激，增加了前列腺素的分泌及合成而造成痛经，但是疼痛的程度往往较轻。

总之，对于那些过去从未有过痛经的女性，近期出现痛经且几乎每月都要发生，需认真检查，以便发现病因、及时治疗。

子宫内膜异位症
为何会引起痛经

子宫内膜异位症是指具有生长功能的子宫内膜组织，转移到子宫内膜以外的部位或器官上发育生长。异位的内膜也会跟随体内性激素的变化发生周期性的增生、分泌，并有出血，这些病理现象出现在子宫以外的卵巢、输卵管、盆腔腹膜、膀胱腹膜时，就会在该处引起血肿，然后慢慢结疤增生，每月周而复始。久而久之，局部造成了大小不等的结节与包块。如发生在卵巢，称为卵巢子宫内膜异位囊肿（俗称巧克力囊肿），异位的内膜也可以发生在子宫肌层，造成该处出血及纤维化,称为子宫肌腺症。

这些病灶随每次月经的来潮发生周期性出血。出血灶刺激了腹膜,也可与周围组织粘连引起疼痛。发生在子宫肌层时,更加剧子宫的肌肉痉挛,疼痛最为显著。腹痛在月经的第一天最为剧烈,以后逐渐减轻,月经结束疼痛也消失,疼痛程度一年比一年严重。

除了痛经以外,子宫内膜异位经常还伴有下列症状:a.月经失调,表现为经期延长及经量增多。b. 不孕症。患内膜异位症时不孕症可高达 40%。c. 性交疼痛。d. 异位在其他脏器的症状,如腹壁子宫内膜异位症时,在切口周围可以发现周期性增大,有压痛的包块;如在泌尿系统,肠道内的子宫异位症时,出现周期性血尿及周期性便血等。

人工流产后为什么也会引起痛经

人工流产是指在早期妊娠后,通过手术或药物的方法中止妊娠。在我国手术流产采用的是利用负压,吸出宫内胚胎,称为负压吸引术。这是一种安全可靠、操作简便的方法。最近,采用通过静脉麻醉,使病人在无痛状况下完成手术,被广泛采用,也是病人乐于选择的方法。

妊娠的胚胎位于宫腔内,而宫颈是关闭的,只有这样胎儿才能在子宫内安然生长发育。如需提前终止妊娠,第一步是要把宫颈扩张,直到负压吸引的导管能够放进宫腔,再接上负压器将胎儿胎盘一起吸出。假如手术者操作稍过用力，或吸管在颈管内多次吸刮，容易造成子宫内膜或颈管内膜的过度损伤，再加上创伤处有感染发生，可造成宫腔粘连。人工流产后月经的周期重新恢复，子宫内膜又将出现从增生期到分泌期的变化，最后排出体外，形成流产后第一次转经。

术后当发生子宫内膜，尤其是颈管处内膜粘连，经血无法从颈管排出时，人为造成了子宫性的假性闭经。积潴的经血促使宫腔内压力不断增高，诱使子宫加倍收缩，于是病人出现痛经，有时十分剧烈，经过 2～3 天疼痛渐渐缓解。第二个周期又有类似现象发生。有的病人粘连尚不完全，这时除了痛经外，月经依旧来潮，但量明显减少。病人往往因流产后不转经或经量减少就诊。了解到病人有人工流产史或其他刮宫史，出现闭经及周期性腹痛或月经量减少伴痛经，应该想到有宫腔粘连的可能。这种现象称为损伤性宫腔粘连综合征。

卵 巢 早 衰

什么是卵巢早衰, 对女性会带来哪些影响

卵巢这一女性的生殖腺体,对人类繁衍后代起着关键作用。但是女性一生中,卵巢并非始终具有生理功能。在女性进入青春期后,卵巢的功能才开始展现,并渐渐成熟,具备了生育及繁衍后代的功能。这一功能以女性出现月经初潮为起始,以月经停止为功能萎缩的标记,大约有40年的寿命。它受民族、种群、遗传、环境、外界条件等因素的影响,与初潮年龄相似,绝经的年龄也各不相同。根据已有的统计数据,我国南方广东地区自然绝经年龄为 47.81 ±3.97 岁,北方的北京地区为 48.4 ±3.8 岁。据调查,女性自然绝经年龄近似正态分布,根据上述数据,我国广东和北京地区妇女的自然绝经年龄,95% 分别从 40.03~55.59岁,即分布在 40.8~56 岁这一可信范围内,如不到 40 岁出现闭经,而且是自然绝经,这是不正常的,即卵巢早衰。

女性进入 40 岁,依然是一个生长发育很旺盛的时期,这时事业有成,孩子成长,家庭稳定,正是在事业、在家庭中大有作为之际。如在此时卵巢功能衰退,会伴随一系列激

素水平下降的症状出现,如工作效率下降、阵发烘热、出汗、潮红、情绪不稳定、注意力不集中等,久而久之,更会引起心悸、血压不稳定等心血管系统的变化,甚至提前出现骨质疏松等围绝经期的综合病症。这对其他器官和系统还处于年轻状态的机体来说是不利的,应该及时去医院进行检查,寻找致病的原因,并及时治疗与补救。

❧ 卵巢早衰是怎样引起的 ❧

到目前为止,卵巢早衰的原因尚不清楚。据有关研究资料显示,出现染色体突变,发生促黄体生成激素、促卵泡成熟激素及其受体的突变,代谢异常或药物作用,放射损伤,病毒感染等均可能引起卵巢内的卵细胞数减少或卵泡闭锁加速,或卵泡直接被破坏,以致过早耗竭。

① 遗传因素:一般而言,卵巢内储存的、与生俱来的卵泡数目的多少,和卵泡闭锁的速度,决定了卵巢功能衰竭时间的早晚。卵泡数目少,消耗速度大,那时进入衰竭的时间就早。正常女性具有两条 X 染色体,它对维持卵泡正常储备至关重要,一旦发生染色体部分缺失或倒位嵌合等,可引起卵巢早衰。

② 先天性酶缺乏:可影响卵子数量。

③ 物理化学损害:手术、化疗、放疗损伤卵巢,导致卵巢衰竭已具公认。另外,长期应用抗风湿的药物,如雷公藤;或处于有毒环境,如镉、砷、汞过量时,均可损伤卵巢功能,促进早衰。

④ 免疫损害:有 1/5 病人的卵巢早衰与自身免疫损害有关。甚至有学者认为,卵巢早衰就是一种自身免疫性疾病,或是全身免疫性疾病累及卵巢的结果。发生机制是自身免疫功能亢进,通过抗原抗体反应毁损卵巢,也可能使免疫功能紊乱后殃及卵巢。其他如重要的生殖功能调节器官、胸腺的过早萎缩退化,促性腺激素作用障碍等,也可以引起卵巢早衰。

发生卵巢早衰会有哪些表现

一旦发生卵巢早衰,最典型的临床表现毫无理由地是在 40 岁之前月经闭止。同时,在血生化检查中发现促性腺激素(FSH、LH)增高,雌激素(E_2)降低。

① 月经失调:在 40 岁之前就表现有月经稀发、经期缩短、经量减少,渐至闭经,也可能前阶段月经规律,按月来潮,而突然停经的。

② 不孕、不育:表现为继发性不孕或不育。

③ 围绝经期综合征:表现为阵发性烘热、出汗、潮红、情绪波动、烦躁、易怒、工作效率降低等。闭经过久也会出现生殖器官萎缩、性生活困难、性欲下降等症状。久而久之也会引起血脂代谢的改变,血管硬化,甚至提前引发冠心病。

④ 骨质疏松的表现:如不明原因的关节酸痛,腰背疼痛,容易骨折等。

⑤ B 超检查:发现子宫及卵巢等较同龄女性为小,子

宫内膜菲薄。卵巢中不见卵泡发育,或虽有卵泡但很少、很小,甚至无卵泡存在。

⑥ 激素检查:血中促卵泡成熟激素及促黄体生成激素持续处于高水平,尤其是促卵泡成熟激素均超过 40 国际单位/升,而雌激素水平低下,雌二醇小于 0.05 毫摩/升。

⑦ 基础体温测定:为单相体温,阴道脱落细胞检查,提示雌激素水平较低。

根据上述症状、体征及检查结果,诊断卵巢早衰并不困难,难的是发现造成早衰的原因。遗憾的是,即使找到病因,由于卵巢已经衰竭,要恢复正常几乎是不可能的了。治疗也以对症及激素补充为主。

性分化及发育异常引起的疾病

什么是正常的性分化与性发育

　　人类在胚胎时期，由受精卵的性染色体组成，来决定其性别为男性还是女性。当胚胎细胞的性染色体是 XX 时，其生殖腺分化成为卵巢；染色体是 XY，分化为睾丸。在这一大前提下，生殖器官也向两种不同的方向发展。在男性连着睾丸的中肾管，发育成副睾及输精管；女性由于没有睾丸的存在，中肾管退化，两侧的副中肾管呈 Y 型向中央融合，构成两侧输卵管、子宫及阴道上段。也就是说，生殖道的自然发育演变过程，是偏向于女性（雌性）化的方向。若要往男性方向分化，必须具备睾丸及其产生因素。

　　再从外生殖器官的发育来看，也有相似的趋向。即外生殖器官必须接受雄激素的作用，才朝男性方向分化，形成阴茎及左右融合形成阴囊，否则自然向女性方向发育。辨别新生儿性别，习惯上是根据接生的产科医生及家庭成员，按照出生时外生殖器官的形状来决定。假如看到阴茎、阴囊，出生证上便冠之为男婴；看到的是平坦的大阴唇则冠之为女婴。在大多数情况下，这种方法可以获得准确的判断。然而

専家诊治
月经失调
ZHUANJIA ZHENZHI YUEJING SHITIAO

060

在某些情况下，由于生殖器官的发育受到性分化异常的影响，会发生误判。例如睾丸发育不全时，按上述的原则会向女性化发育，反之孩子具有卵巢，性染色体是 XX，但体内由于缺乏某种酶，会引起雄激素过多，结果外阴趋于男性化，发展出现阴茎及阴囊。而从小错判性别，对本人及家庭，不论在身体上还是精神上均会遭受重大打击，引起身心两方面的创伤。多了解些这方面的知识，以便及时发现异常，尽早就医，尽快使之得以纠正，这对过正常人的生活是十分重要的。

在什么情况下会引起性分化与发育异常

人类不管其外貌、体型、长相，还是外生殖器构造，都不是确定性别的根本依据，确定性别的根本因素是性染色体。人类有 46 条染色体，其中 44 条男女都一样，称为常染色体。唯有性染色体不相同，在男性是 XY，在女性是 XX。有了 Y 染色体，生殖腺发育为睾丸；在 2 个 X 染色体时，性腺发育成卵巢。除了这一根本因素外，还有一些激素对生殖器官的发育有关，例如双氢睾酮（雄激素之一）是使男性外生殖器官和前列腺正常分化的基础。假若体内虽有睾丸，但是睾酮不足，或者作为靶器官的受体对睾酮不敏感，那么外生殖器会出现性别模糊，或只有部分男性化表现，阴茎极小，阴囊不融合而被误认为女婴。反之，假如婴儿是女性，性染色体是 XX，性腺是卵巢。但在胚胎时期受到了高雄激素的影响，外阴发生不同程度的男性化表现，如出现男性阴茎,尿道下裂及阴囊部分融合,误认为男婴。一旦进入青春期,前一种孩子由于迟迟不见乳房发育,月经也不来潮,相反出现了喉结,嗓音变粗,体毛增多等男性第二性征;后一种情况,一直把她当男孩抚养,却在发育时出现了女性第二性征,甚至有月经来潮,都会变得十分被动。因此,在介绍月经失调的同时,也把这方面的知识介绍给大家,增加这方面的知识也是十分重要的。

性发育异常有哪些类型

长期以来,对性发育异常,习惯上把它分为真性两性畸形和假性两性畸形两大类。随着基础医学的发展,对性发育异常的认识有了飞跃的发展,仅仅以真假来区分已经无法反映出临床所见到的五花八门的发育异常。以染色体是46,XY 的男性假性两性畸形为例,它的病因可以是多种多样的,例如有的是因 XY 单纯性腺发育不全,有的因为睾丸退化,有的则是雄激素的不敏感等,这种男孩常常被误认为是女孩。因此,目前在区分性别发育异常而进行分类时,必须从下面 6 个方面诊断性别。

① 染色体性别:(核性别)男性 46,XY;女性 46,XX。

② 性腺性别:女性为卵巢,男性为睾丸。但是,由于往往发育不全或异常,不能仅以外表判断,必须由病理检查来确定。

③ 内外生殖器官性别。

④ 性激素性别:睾丸产生雄激素,卵巢产生雌激素。

⑤ 社会性别:自从出生后一直按照何种性别生活或抚育,在治疗中是一个敏感问题。尤其是成年人,一旦改变性别,将严重影响精神及心理状况,甚至家庭组成。

⑥ 心理性别:病人本身的爱好、性格、行为及认同感,属于何种性别。

在6种性别的选择中,以1~3为关键环节,它是分类的基础。最后可把性发育异常分为3类:

第一类,性染色体异常。包括数量和结构的异常。

第二类,性染色体正常,但性腺发育异常。

第三类,性染色体及性腺均正常,但是性激素有异常。

何谓性染色体

人类的体细胞有46条染色体,其中44条为常染色体,另外两条与性别有关,称为性染色体,在人类有X与Y两种性染色体。

① Y染色体:它的最重要的意义是决定男性性别,除此以外没有其他更重要的作用。

② X染色体:在女性的体细胞内,有两条X染色体,而男性虽只有一条,但女性的性染色体基因产物并不比男性多一倍。有学者认为,虽然女性有两条染色体,但是其中一条是失活的,实际上男女都只有一条性染色体有功能活性。

那么,怎么会引起性染色体异常呢? 在某些条件下,细胞中的染色体可以发生数量及结构上的改变,这一变化称为染色体异常。引起染色体异常常与下述因素有关:

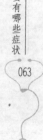

① 物理因素：随着高新科技的广泛应用，在人类活动中越来越多的领域应用原子能，例如原子能发电站，植物种子的原子能照射，医疗领域的核照射更是普及。此外，电脑的普及、核武器的研究及人类向宇宙的探索等，使电离辐射成为影响人类的重要因素。

电离辐射可以使染色体分离，并可造成染色体畸变。有报道，受电离辐射的母亲分娩先天愚型（唐氏综合征）孩子的风险明显增高。

② 化学因素：在日常生活中人们会遇到各种化学物质，有天然的，也有合成的，例如各种清洁剂、杀虫剂、油漆、保健品、化妆品等，通过饮食、呼吸或者皮肤接触进入人体，引起染色体畸变。

③ 生物因素：病毒感染，如风疹、水痘、传染性肝炎等，支原体感染也是畸变的重要原因。

④ 遗传因素。

⑤ 母龄效应：这是一个值得注意的问题，女性出生时已经拥有了用于一生的卵子，从青春期开始每月排出一个。假如直到高龄阶段，才准备去完成母亲角色的话，她的卵子可能随年龄增大，已经发生了许多衰老的变化，染色体可能在成熟分裂中发生畸变。

性染色体异常
会引发哪些疾病

由性染色体畸变而引起人类生长发育异常的机制十分

专业,不在本文中介绍。这里着重介绍几种较多见的影响女性的正常发育及造成内分泌、月经异常的染色体畸变。

① 先天性卵巢发育不全(特纳综合征):这是最常见的性发育异常,其性染色体缺少一条X,为45,XO。这一条X性染色体来自母亲,丢失的X染色体可能因父亲精子的精母细胞中,性染色体没有分离,造成的结果是卵巢先天性不发育,呈条索状。临床特点是身矮,外生殖器大多为幼女型,第二性征不发育,同时伴有典型的躯体特征(眼睑下垂,眼间距宽,颈短而宽,有颈蹼等)。这些病人少数可能有残留卵泡,开始曾经有少量月经,但数年后即告闭经。

要确定诊断,首先必须做染色体检查。治疗的目的是促进身材长高,刺激乳腺及生殖器发育,防止骨质疏松等。但这些均是补充及替代治疗,必须长期坚持。

② 超雌:女性有两个以上的X染色体时,称超雌。表现为继发性闭经,智力低下,乳房及外生殖器发育差。有些病人有正常月经,但是有早绝经或继发闭经现象。X染色体越多,智力低下程度越严重。对这些病人只能采用对症治疗。

③ XO/XY性腺发育不全:病人的两侧性腺发育有多种类型,有的两侧均为发育不全的卵巢或睾丸;或一侧为发育不全的睾丸或卵巢,另一侧为发育不全的卵巢或条索状性腺。这类病人部分可伴有阴蒂肥大,有一半以上的病人外生殖器性别模糊,1/4的病人为女性外阴,剩下的表现为正常男性外生殖器官。这类病人较多发生于来自性腺的肿瘤,因此最后若决定按女性生活时,为预防青春期后出现男

性化,也为了防止肿瘤的形成,应在青春期前切除发育不全的睾丸。

性腺发育异常有哪些症状

性腺发育异常是指性染色体检查正常,但由于某些因素的影响,性腺在胚胎的不同时期,有不同程度的发育不全或退化,造成发育异常。卵巢发育不全时,外生殖器官依然是女性型的。假如是睾丸发育不全或退化,会出现多种变化,可以完全像女性,也可以出现尿道下裂误认为女性等,通称为睾丸退化综合征。下面介绍几种常见的、可能影响女性内分泌及月经紊乱的疾病。

① XY 单纯性腺发育不全:这类是男性的染色体核型,但在胚胎早期睾丸不发育,未分泌睾酮,因此中肾管缺乏睾酮刺激,未能向男性发育。副中肾管因为没有了雄激素的抑制,发育成输卵管、子宫及阴道上段,外生殖器官就显示为女性形态。也就是说病人内外生殖器官均为发育不良的女性。因此,从小按女孩子抚养及生活,但是她的性染色体是男性的,46,XY。常常因为到了青春期乳房未发育及原发闭经而就诊。

② XX 单纯性腺发育不全:这类病人是女性的染色体核型,但是由于自胚胎起卵巢不发育,因此乳房及第二性征都不发育,内外生殖器呈现发育不良的女性。其外表及出现的乳房不发育、伴原发性闭经等症,均与 XY 单纯性腺发育不全十分相似。通过性染色体检查可以作出区分,也可

同时与前面介绍的 45，XO（特纳综合征）相区别。

③ 真性两性畸形：同时具有卵巢及睾丸两种性腺，这一性腺可以是单独的卵巢与睾丸，也可以是卵巢、睾丸在同一性腺内，称为卵睾。真两性畸形中，以卵睾最多见，这一类型中一般有子宫。假如发育良好，到青春期后会来月经，也有的是发育不良的子宫。外生殖器的形态很不一致，有的不易分辨男女，绝大多数有阴蒂增大或小的阴茎，故有2/3 的孩子是作为男性而生活的。另一些在胚胎期雄激素不足者，出生时阴茎及阴囊发育不明显，当作女性生活，但进入青春期，阴茎发育了，又有男性副性征出现再来就诊。大多数孩子成年后均有乳房发育，有一部分会有月经来潮或按月尿血，他们的性染色体大多数为 46，XX，也可是 46，XY。

性激素功能异常
会引发哪些疾病

这一类型的特点是性染色体及性腺都正常，主要的病变是性激素的合成和功能出现问题。性激素在体内发挥作用首先要有分泌这种性激素的细胞，在性激素的合成中，又要有一系列的酶，最后还需要特定靶器官内有受体，三者缺一不可。任何环节出现异常，可形成各种各样的性腺发育异常。

① 雄激素过多：雄激素分泌过多的原因是由于酶缺乏所造成的。当肾上腺皮质所合成的 21－β 羟化酶缺乏时，可造成雄烯二酮反应亢进，从而产生过多的雄激素。假如

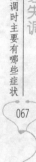

女性缺乏羟化酶,造成女性男性化,这时内生殖器官,如子宫、卵巢、输卵管依然是女性的,但外生殖器会有不同程度的男性化表现,轻的仅仅是阴蒂增大,严重者可形成男性发育的外生殖器,具有可勃起的阴茎,只是阴囊内没有睾丸。同时较早就有男性第二性征发育,表现为体毛丰富,有喉结,音调低,肌肉发达及乳房不发育等。

② 雄激素缺乏:在多种酶缺乏时也可引起雄激素合成不足。当肾上腺及性腺内的 17α 羟化酶缺乏时,肾上腺合成的皮质类激素、雄激素及雌激素均减少。

发生在男性时,因各种雄激素全面下降,外生殖器发育成幼稚型的女性型器官,体内的性腺是发育不全的睾丸。如发生在女性,因雌激素合成受阻,卵巢发育不全,外生殖器官也呈幼稚型,不出现第二性征发育,月经不会来潮。

③ 雄激素不敏感:这类疾病较常见,它占了原发闭经病人的 6%~10%。早在 19 世纪,曾把他们形象地称为"有睾丸的女性"。尽管他们的染色体是 46,XY,也存在睾丸,但是由于体内雄激素受体异常、对雄激素不敏感。表现的症状可依据敏感程度的不同有所不同。如果对雄激素完全不敏感,可以完全像女性;如对雄激素有点敏感,可以是男性,但男性化不充分。

何谓雄激素不敏感综合征(AIS)

雄激素不敏感综合征(简称 AIS)是由于雄激素的正常

效应全部或大部分丧失,导致的多种临床表现。发生的主
要原因是雄激素靶器官上的雄激素受体出现障碍,导致对
雄激素不起反应或反应不足。过去在很长一段时间,曾因
这些病人虽然拥有睾丸,但是他们的外生殖器有些完全没
有男性特征,在青春发育期也不显示出男性的性征;有些虽
有男性表象,但是男性化不足,故而把这类疾病称为"睾丸
女性化"。随着对该病发病原因的进一步认识,已一致接受
更能反映疾病实质的名称,以"雄激素不敏感综合征"来替
代"睾丸女性化"这一名称,也可减轻病人的不良心理
影响。

　　病人雄激素受体障碍程度不同,对雄激素反应的缺陷
也有差异,有些可以完全无男性化,有的虽有,但不完全。
因而临床上根据病人有无男性化表现,把雄激素不敏感综
合征分为无男性化表现完全型(CAIS)与有男性化表现不
完全型(IAIS)两大类:

　　① 完全型雄激素不敏感(CAIS):这些病人自幼接受
女性生活,个别病人甚至在幼年时,因腹股沟或大阴唇包块
误以为疝而做手术,手术中发现疝内容物为睾丸。成年之
后,他们共同的特征呈现女性体态,乳房发育良好,唯乳头
发育差,体毛稀少,可见女性的外阴,但大、小阴唇发育差,
阴道呈盲端。由于在胚胎时期睾丸支持细胞的存在,使副
中肾管退化,因此没有输卵管、子宫宫颈及阴道上段,因而
均有原发性闭经。

　　② 不完全型雄激素不敏感(IAIS):这类病人反映的临
床表象差异极大。与完全型雄激素不敏感综合征的主要区

月经失调

发生月经失调时主要有哪些症状

069

别是:存在不同程度的男性化,如青春期出现较良好的体毛,外生殖器官可见到增大的阴蒂和阴唇发生部分融合等。有的甚至以男性作社会性别,只是婚后有不育症而就诊,诊断为不完全型雄激素不敏感综合征。

雄激素不敏感综合征
需与哪些疾病相鉴别

雄激素不敏感综合征的病理基础是体内即使有雄激素,甚至外界给予雄激素,但由于各组织器官的受体发生障碍,使雄激素无法发生作用,产生不同程度的"雌化",甚至完全"雌化"。必须与那些不产生雄激素的疾病,如 XY 单纯性腺发育不全和因 17α 羟化酶缺乏引起雄激素缺乏相区别,尤其是不完全型雄激素不敏感综合征更需要与各种雄激素不全的疾病相区别。有一条最基本的鉴别方法,即凡是雄激素不敏感综合征的病人,测定体内雄激素时,表现为正常甚至升高,体内雌激素值也正常甚至升高,而其他雄激素低下或缺乏者,这两个激素均低下。若补充雄激素,可使症状改善,而雄激素不敏感综合征再补充也无效。

对该症的治疗主要是为适合其社会性别而做一些辅助手术。

① 完全型雄激素不敏感综合征:女性化程度高,无男性化的表象,手术的目的是提高按女性生活的生活质量。手术范围是切除双侧性腺,以防止发育不全或位置异常的睾丸发生肿瘤,同时做疝修补术。

② 不完全型雄激素不敏感综合征：需根据外生殖器畸形的程度决定社会性别的选择。若希望按女性生活者，可做双侧性腺切除，同时做外阴整形及做阴道成形术；若希望按男性生活者，需对隐睾做复位，并对外生殖器官做整形。但是由于该病的基本病因是对常规剂量的雄激素反应不良，若按男性生活时，还必须履行男性的义务，要完成正常性生活的难度较高。大多数学者建议按女性抚育，并进行性腺切除及外阴整形，对病人更为适宜。

由于属于一种 X 染色体的隐性遗传病，对于一个女性携带者来说，其男性后代中患雄激素不敏感综合征的可能性高达 50％，而女性后代中有 50％又成了 X 染色体异常的隐性携带者。因此，对有家族史的病人，必须到专门的遗传咨询门诊接受准确的遗传分析与指导，以便决定是否可以怀孕及在妊娠早期如何及时发现异常。

雄激素过多引起闭经或月经稀少怎么办

雄激素过多在女性成年后常引起原发性闭经，或开始有少量月经，数年后闭经，并伴男性化。雄激素过多的原因，大多来自先天性肾上腺皮质增生，造成 $21-\beta$ 羟化酶缺乏。因此，常伴有先天性肾上腺皮质增生带来的临床症状，表现为高血压、频繁呕吐、脱水、失盐等症状。假如已到成年，则出现原发性闭经。体格检查可发现其外生殖器结构模糊，不易确定性别，同时体毛过多，伴有喉结、痤疮等，身材一般比同龄人矮，常不超过 150 厘米。发现上述特殊症状，诊断并不困难，做生化检验，测定睾酮水平及做肾上腺皮质激素抑制试验有助诊断。经检查确定诊断后，可给予药物及手术治疗。

① 药物治疗：给予足量的肾上腺皮质激素，可以抑制肾上腺分泌过多的雄激素。女性病人需终身服药，一旦停药男性化将反复。

药物治疗的效果好坏与开始治疗的时间有关。2 岁之内确诊并开始治疗，往往可以较好地控制阴蒂继续增大，及其男性化进展，也可防止骨骺过早闭合，使身材稍加增高。若开始治疗的年龄已超过 11 岁时，骨骺已经闭合，身材就不易增高。

女性病人治疗得早些，可以使月经正常来潮、乳房发育，婚后甚至能怀孕。

② 手术治疗：主要用以纠正外生殖器的畸形。

该病属于遗传性疾病。在此想提醒有家族史的病人，可在怀孕 8~10 周时做绒毛活检、DNA 检测，或在怀孕 4 个月时做羊水检测，以便及时发现胎儿病变。

围绝经期的月经紊乱

绝经是怎么一回事?
绝经后会出现哪些变化

妇女一生中卵细胞的储备工作在胎儿期已成定局,出生后不再增多。出生时卵原细胞约 200 万个,之后有部分发生退化,到青春期有 30 万~40 万个为一生所用,称为始基卵泡,之后每月成熟一个。一生中,女性约排出成熟卵子仅为 400 个。说明绝大多数的卵细胞(约占 99.9%)退化,到绝经期时卵细胞几乎已经耗竭,它的标志就是月经终结,故命名为绝经。

那么,究竟应该把绝经视为一个生理过程,是每个女性一生中必由之路? 还是属于疾病呢? 对此妇产科学界一直存在着争论。把它看作是疾病者的理由是,卵巢发生了形态变化,体内的激素也发生了变化,同时可带来一些身体的不适,必须对其进行治疗。更多的学者认为,这是在人的生命中,从有生殖能力的时期向无生殖能力阶段的过渡期,是人人都要经历、不能抗拒和违拗的一个正常事件,不是一种需治疗的疾病。那么,绝经后的女性出现哪些变化呢?

① 卵巢组织在形态上的变化。

② 随着卵巢这一性腺组织的萎缩,体内激素水平有相应变化。

③ 激素产生的变化使靶器官,包括泌尿、生殖、心血管、脑组织、骨骼等各方面产生变化,某些病人可能会因此带来一些生理或心理的改变。一旦超出了正常可以接受的范围,就成为疾病,应该接受治疗。

总之,较为一致的看法是,绝经是妇女生命过程中的一个生理现象。伴随着绝经所发生的雌激素水平下降是必由之路,部分妇女会出现一些异常的心理和躯体改变,这种内分泌的病理,象征着生命中一个新的阶段开始,应该正确、理智地对待。上述变化若超过了可以接受的范围,应积极求医,进行调整。治疗的目的在于提高绝经后妇女的生命质量,而不是重返青春。

绝经有哪些新理念

绝经作为一个问题提出,主要是因为绝经后,雌激素下降及随之带来一些器官功能的改变。前面已介绍了雌激素在第二性征发育中的作用及生殖器官在雌激素作用下的变化,实际上雌激素的靶器官,也存在于全身其他各器官系统内,如心血管系统中的心肌、血管内皮和平滑肌细胞;骨骼系统中的成骨细胞和破骨细胞;神经系统中的神经元及肝细胞、皮肤、毛囊等。在雌激素浓度下降后,上述各系统器官的功能也受影响,导致妇女出现退行性的疾病。绝经不仅影响妇科内分泌一个系统,它还牵动内、外、老年学等多个学科。

目前,在处理围绝经期及绝经后一些问题时,也由单个学科扩大到除妇科内分泌以外的各个学科,成为共同关心的问题,也形成了医学、心理学、社会学共同携手处理的一个新模式。

目前,对绝经问题的研究有了新进展。

① 关于绝经问题的分期:取消了更年期这一含义模糊笼统的称呼,确定按内分泌变化的特点分为绝经过渡期、围绝经期和绝经后。

② 了解绝经的近期症状和远期疾病。

③ 研究了绝经的有关参数:如绝经年龄、上述各期的时间跨度及内分泌变化等,为进行了大样本长期研究,提供了可靠的数据。

绝经应怎样分期

目前,世界各国包括发展中国家,都重视对绝经现象的研究,且涉及的学科也远远超越了妇科内分泌。为了便于理解和交流,采用一种共同概念说明同一现象,或制订较清晰的、大家都可理解的定义是十分必要的。从 1994 年起,世界卫生组织对研究绝经问题时采用新的术语,公布了清晰的定义:

① 绝经:指女性月经的最后停止。其中自然绝经指由于卵巢中卵泡活动的丧失,引起月经永久停止,必须连续 12 个月无月经才算;人工绝经是指因手术切除或因放射、化疗而被人为终止的卵巢功能。

② 绝经前:最后月经前的整个有生育力阶段。

③ 绝经后:绝经以后的生命阶段。

④ 绝经过渡期:从月经周期出现明显改变到绝经前的一段时期,通常从40岁开始进入过渡期,约有4年,但各人不一致,且表现也模糊。

⑤ 围绝经期:从临近绝经时出现的与绝经有关的内分泌及临床特点,一直延续到绝经后一年。

对于围绝经期、绝经过渡期等称谓,在近20年来不断出现在文献上,医生看病时也反复应用,过去长期沿用的"更年期"的称号已经放弃,但在非学术界还常在应用。

卵巢衰老表现在哪些方面

卵巢的衰老是一个渐进的过程。女性在青春期,月经初潮时储备了30万~40万个卵细胞,到绝经期只剩下少数几个卵泡。那么多的卵泡在女性整个生育时期中,只有400个左右能发育成熟至排卵,其他绝大多数自然闭锁。其中从青春期到37.5岁是一个阶段,这时卵泡数随年龄增大而直线下降;37.5岁之后至绝经,下降速度较前加倍。越近绝经期下降速度越快,直至最后卵细胞消失。也就是说从女孩子出生,她一生的卵泡数已经确定,只会减少不能增多。随着卵泡减少,卵巢形态也发生了老化的改变,如体积逐渐减小,重量减轻。到绝经时,无论大小及重量均不及生育期的一半。

除了卵细胞减少、卵巢形态老化外,卵巢功能也随之衰退,表现为:

① 生殖功能减退:生殖功能的减退出现较早。妇女的生育能力从 30~35 岁即开始下降,近 40 岁时更明显。35 岁时,生育能力下降 50%,超过 45 岁时下降更达 95%,且自然流产率也明显增高。

② 内分泌功能衰退:伴随卵巢的生殖功能的减退,其内分泌功能也随之衰退。开始表现为月经周期缩短,例如在 25 岁时月经周期为 30 天,35 岁时为 28 天,到达 40 岁时,由于卵泡期缩短,月经周期减少到 26 天。此外,卵泡成熟的概率也随之下降。在绝经期前,卵泡成熟不规则,有时有排卵,有时卵泡不能成熟而不排卵,出现无排卵型功血。月经的周期、经期及经量完全失去规律。因此,从月经周期的变化,也可以反映出卵巢的功能。

在内分泌激素变化中,以孕激素的不足最早出现。先是相对不足,发展到不排卵时出现绝对不足,但那时还有一定数量的卵泡仍在活动。因此,体内雌激素并不缺少,直至绝经,卵泡消失才不产生雌激素。

绝经后人体器官会发生哪些变化

这里指的绝经年龄是正常的自然绝经年龄。生理性绝经是卵巢功能自然衰退的结果,象征着卵巢生殖功能的结束,绝经年龄反映的是卵巢的生殖寿命。据目前的统计报道,女性的绝经年龄在 45~55 岁间,平均 50 岁。不同地区、不同种族的妇女虽有所不同,但相差并不明显,但是吸烟会使绝经年龄提前。

卵巢萎缩后，随着性激素的下降，人体变化主要表现在生殖系统的萎缩性改变。从外阴开始，阴道、宫体、内膜、输卵管均萎缩，因而影响了原有的特定功能。

① 外阴：失去大部分胶原、脂肪；腺体萎缩，分泌减少，外阴皮肤变薄易开裂。

② 阴道：同样也失去胶原，阴道缩短，变窄，皱褶减少；阴道上皮变薄，弹性减弱，促使乳酸杆菌减少，糖原减少，酸性减低，容易发生老年性阴道炎。还有一个变化值得一提，由于阴道的萎缩，使尿道的开口接近阴道口，且尿道的走向与耻骨联合之间的角度拉平了，以致只要有阴道操作或性行为，就可增加对尿道的压力，容易造成尿路感染。

③ 子宫：萎缩，变小。尤其是以子宫内膜变薄为明显，这一变化从围绝经期开始，到绝经后内膜较生育期薄了一半。绝经3年后不再变薄。

④ 输卵管：萎缩。

⑤ 乳房松弛下垂：在雌激素减少后，乳腺上皮萎缩，基质被脂肪替代，因而失去其丰满而坚挺的外貌。

除此之外，生殖道的支持组织力量减弱，盆底的肌肉、筋膜也萎缩松弛，容易发生子宫脱垂及膀胱、直肠膨出。

围绝经期女性内分泌有哪些变化

围绝经期的内分泌变化主要集中在性激素的改变。

① 雌激素（雌二醇）：来自于优势卵泡，在绝经的过渡期，卵泡发育不规则，经常无法形成优势卵泡，于是雌二醇的量也会出现较大波动，但总是在正常平均值之下。到了绝经后一年明显下降，前者大约是年轻妇女的 2/3，而后者只约为 1/3，之后继续下降，但绝经 4 年之后变化不大了。绝经后卵泡已经消失，因此雌二醇的量很少，也无周期变化。另一种形式的雌激素，雌酮（E_1）成为绝经后体内的主要雌激素来源，它是由肾上腺皮质中的雄烯二酮转化而来，肥胖的妇女转化率较正常体重者为高。由于绝经后妇女雌激素中的雌二醇水平极低，常规方法甚至无法测出。世界卫生组织建议以测定另一种雌激素——雌酮，来反映绝经后妇女体内雌激素状态。

② 孕激素：在围绝经期无排卵阶段降得很低，绝经后将更低。

③ 雄激素（T）：女性的睾酮 1/4 来自卵巢的卵泡，1/4 来自肾上腺，1/2 来自其他组织。绝经后来自卵泡的睾酮虽有减少，但是受促黄体生成激素影响，卵巢间质中分泌的睾酮增多。因此，从卵巢来的睾酮与未绝经前相似，但总量稍有下降。

④ 垂体促性腺激素（FSH、LH）：在卵巢功能接近衰竭时，由于雌二醇及孕酮下降，解除对垂体的抑制，使垂体的促性腺激素持续升高，到绝经后升高更明显，绝经 5 年内达到最高值。10 年后轻度下降，尤其是以促卵泡成熟激素升高更为明显。

⑤ 其他内分泌系统：肾上腺、甲状腺变化不大，但糖尿

病的发病率在绝经后 10 年高于男性,可能与绝经影响胰腺的 β 细胞功能有关。

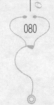

女性围绝经期会有哪些症状

围绝经期是指临近绝经时出现的,与绝经有关的内分泌及临床特点,一直到绝经后一年。在这段时间内主要的变化是卵泡数量明显减少,余留的卵泡对促卵泡成熟激素反应降低,或完全丧失反应,排卵的概率下降,继而停止排卵。由此出现月经改变及其他一些相应的症状。

1．月经改变

① 月经频发,周期往往短于 21 天,或持续少量出血,淋漓不净。

② 月经稀发。

③ 不规则子宫出血(见"功血"节)。

④ 闭经。

这些改变有时可在同一女性身上出现,有的先是月经稀发,渐渐地停止来潮;也有不少表现为突然闭经。在上述变化中,若出现不规则子宫出血时应引起重视,并去医院就诊,以排除子宫内膜的增殖过度,甚至内膜癌的存在。

2．血管舒缩功能不稳定症状

表现为阵发性潮热及出汗。这是在围绝经期妇女中具有特征性的现象,这一症状或重或轻,持续时间或短或长,但几乎人人皆有,以绝经前 1~2 年最为明显。典型症状是:突然发生上半身、头面部发热,由胸部冲向头部,持续数秒、数分钟,渐渐消退,局部皮肤潮红,症状消退前伴有大量出汗。症状重的,一天可发作几十次,轻的可数天发作一次。

这种血管收缩不稳定发生的原因还不十分明了,雌激素的降低是一个重要原因。但是为什么有些人绝经前后没有这种现象,有的很轻;而那些先天卵巢功能不全的人并无此症?研究发现,这与雌激素对下丘脑体温中枢的调节有一定关系。

3. 精神、心理症状

表现为烦躁、多疑、易激动,自信力降低或焦虑抑郁等症。

4. 心血管系统症状

血压升高或有波动,心悸或心律不齐。

5. 性欲改变

女性绝经期后会有哪些症状

从绝经后直到生命终结,是女性又一个生命周期的开始,大约占了人生的1/3。随着平均寿命的延长,女性存活到八九十岁十分普遍。从这个意义上来说,女性几乎有接近一半的时间处于绝经期。在这个阶段的开始时期,卵巢还经历着不断老化的过程,身体上还会继续有上一节所描述的现象,直到绝经5年之后,会与男性一样进入老年期的各种变化。主要有以下表现。

① 泌尿生殖器官萎缩:一般在绝经后出现,随年龄增

长而加重。表现为外阴及阴道发干,性交疼痛,尿急尿失禁。由于同时伴有盆底支撑力量的下降,可伴有张力性尿失禁及并发尿路感染,尿道口因萎缩而发红,有时形成肉阜。

② 皮肤及毛发改变:皮肤及毛发均是雌激素的靶器官,受雌激素影响。绝经后,随着雌二醇的下降,皮肤血流减少,胶原合成降低,于是皮肤不再红润,变薄变干燥,弹性下降,皱纹增加。毛发也因雌激素下降而变细,易脱落。

③ 体型改变:随着雌二醇的下降,人体脂肪大多分布在腹壁及臀部,使腹围及臀部变大,而乳房已如前所述变得松软,因而进入绝经期后,女性的体型不再挺拔婀娜。

④ 骨质疏松症(详见后述)。

⑤ 冠心病出现:妇女在绝经期前,冠脉硬化及冠心病的发生率明显低于男性,可能是由于体内雌激素的存在,使血中胆固醇及三酰甘油处于正常水平。一旦绝经,随着雌二醇的降低,对心血管系统的保护作用减少,于是女性与男性同样遭受动脉硬化及冠心病的病理影响。此外,绝经后妇女肥胖、体力活动减少等,也会使冠心病发生率增加。

对围绝经期症状评分有何意义

如前所述,在围绝经期,女性会出现生理及心理上的不稳定,表现出各种症状。但是这些症状大多是病人主观的感觉,很难有一个衡量轻重的尺度,治疗之后也很难有一个表示好与不好的标准,因此国际上采用一种计量法来进行评分。基本方法是:以自觉症状的程度乘以症状指数计算评分,后者是固定的。例如,潮热出汗的症状指数是4,失眠、易激动、性交痛、泌尿等症状指数是2,其他症状的指数是1。病人自觉症状的轻重程度从0~3分成4个等级,无症状是0,偶有症状为1,症状持续为2,影响生活为3。

国内常用改良的库珀曼(Kupperman)评分法来打分,具体见表1。

表1　库珀曼评分表

症　状	症状指数	症状程度	评　分
潮热出汗	4	0~3	0~12
感觉异常	2	0~3	0~6
失眠	2	0~3	0~6
易激动	2	0~3	0~6
抑郁	1	0~3	0~3
疲乏	1		0~3
骨关节肌肉痛	1		0~3
头痛	1		0~3
心悸	1		0~3
皮肤蚁走感	1		0~3
性交痛	2		0~6
泌尿等症状	2		0~6

总的计分在0~63之间,一般认为40分以上较为严重。

绝经后为什么会
产生骨质疏松

骨质疏松症是指全身的骨量减少,伴有骨的微细结构改变,导致脆性增加,容易发生骨折的疾病。引起骨质疏松的病因很复杂,与骨质的重建有关。骨组织不是固定不变的,它通过不断进行的吸收与形成过程进行代谢更新,这就是骨重建或骨再塑。在人类的生长发育期,骨质重建的特点是骨形成大于骨吸收,使骨的矿物质含量不断增加,骨骼长大。到了育龄期,达到一生中的最高值,称为骨峰值。以后骨的形成与吸收处于平衡状态。自围绝经期开始,骨形成与骨吸收加速,但是骨吸收的量在这一阶段超过骨形成的量,于是骨量减少。进入绝经期,随着雌激素的下降,骨转换进一步加速,骨丢失更多,促使骨质疏松形成。女性绝经后是否发生骨质疏松,主要取决于骨库的储备量,也就是骨峰值的高低及骨丢失的速度。假如某女性骨峰值高和(或)骨的丢失率低时,不会发生骨质疏松;相反,骨峰值低、丢失率大时,容易发生。下面介绍一下骨峰值及骨丢失率:

① 骨峰值:它主要取决于遗传因素,如黑种人的骨量超过白种人,男性高于女性。另外,营养、是否坚持运动等,也是重要的影响因素,尤其是运动,若能每日坚持运动,骨峰值量明显高于不运动者。吸烟、嗜酒均会使骨峰值下降。

② 骨丢失率:与年龄的增长及绝经有关。随着发育高峰之后的年龄增加,骨丢失率在男女是一致的,其后果是骨小梁变细。女性一旦绝经,体内雌激素下降,会从多方面影响骨代谢,造成骨丢失加速。

发生月经失调

需进行

哪些项目诊断检查

姓名 Name _____ 性别 Sex _____ 年龄 Age _____

住址 Address _____

电话 Tel _____

住院号 Hospitalization Number _____

X 线号 X-ray Number _____

CT 或 MRI 号 CT or MRI Number _____

药物过敏史 History of Drug Allergy _____

了解卵巢功能的检查方法

通过哪些方法可了解卵巢功能的状况

卵巢是女性的生殖腺,对人类后代的繁衍起着主要作用,其生理功能主要表现在两个方面:a. 每月排出一个可繁衍后代的有受精能力的卵子。b. 分泌女性激素:雌激素与孕激素,以促使第二性征及生殖道的发育;调节卵泡及卵母细胞的成熟,以迎接精子进入形成胚胎,并为孕卵着床作准备。对体内卵巢生理功能的检查,主要通过以下几种方法:

① 全身详细的体格检查,重点了解第二性征发育的状况及有无畸形。

② 与雌激素、孕激素作用相关联的功能性试验,如孕激素试验、雌孕激素试验,促性腺激素释放激素(GnRH)兴奋试验。

③ 靶器官的反应检查:生殖道的各器官对性激素的作用会有特定的变化,这些器官称为靶器官。通过对阴道上皮、宫颈组织、子宫内膜及体温调节中枢的变化等,可了解卵巢的功能。

④ 盆腔"B"超检查。

⑤ 生殖激素浓度的测定。

由于卵巢功能受下丘脑－垂体－卵巢轴的调控,也受自身旁分泌物的调控,非常复杂,任何一个环节功能失调,均会引起各种疾病及不孕症的发生,需系统检查。

通过体检能了解卵巢功能吗

卵巢功能主要反映在女性性腺功能及生育功能上。详细的生长发育史,尤其是月经史、婚育史和仔细的全身与妇科检查是估计卵巢功能的可靠生物学指标。一般女孩进入青春期,是从儿童向成人过渡的标志阶段,在神经内分泌的影响下,身体迅速生长,表现为身高突增,从 10 岁起每年可增高 5~7 厘米,直到月经来潮才逐渐停止。并伴随卵巢的逐渐发育,体内雌激素增多,促进了生殖器官及第二性征的发育,表现为女孩的骨盆变宽,阴毛、腋毛出现,脂肪在下肢、大腿、臀部、腰部的堆积,乳房渐渐发育增大及说话的声音较柔和高扬。

Fanner 根据女性第二性征发育情况与年龄的关系总结见表 2。

表 2　女性第二性征发育与年龄的关系

年　龄	发 育 体 征	主要作用的激素
9~10 岁	身高突增,骨盆变宽,女性型脂肪分布、乳头发育	生长激素
10~11 岁	乳房开始发育,出现阴毛	雌激素
11~12 岁	出现阴道分泌物,内外生殖器发育,阴道糖原增加	雌激素

年　龄	发　育　体　征	主要作用的激素
12~13 岁	乳晕色素沉着,乳房饱满隆起	雌激素
13~14 岁	出现腋毛,阴毛增加, 75%~90% 出现痤疮,月经初潮	雄激素
15~16 岁	骨骼停止发育	

根据这些参考数据及全身的检查,能较可靠地提示其卵巢功能的发育状况。

卵巢检查需经哪些功能试验

指与雌、孕激素相关联的功能性试验,主要有以下几种:

① 孕激素试验:出现闭经时,第一个方法是给予孕激素试验,目的是了解子宫内膜是否有正常反应。方法为:肌内注射孕酮(黄体酮)20 毫克/天或口服孕酮(黄体酮),至少 3 天,停药后有阴道流血为阳性,说明子宫内膜是正常的,它已经有了雌激素的准备,这种闭经称为Ⅰ度闭经。如用药 3~5 天仍不见月经来潮为试验阴性。在排除怀孕后,提示子宫内膜不正常(如没有内膜、内膜粘连、瘢痕形成、子宫未发育等)或体内雌激素水平低下。用药后观察的时间有时可延长到 2 周后再作结论。

② 雌激素试验:适用于孕激素试验阴性的闭经病人,目的也是了解子宫内膜的反应正常与否。方法为:口服雌激素,如妊马雌酮(倍美力)0.625 毫克或 1.25 毫克,共 20 天,继以肌注孕酮(黄体酮)20 毫克/天,共 3~5 天(或口服醋酸

甲羟孕酮(安宫黄体酮)10毫克,2次/天,共3~5天)。停药后2周有阴道出血为阳性,提示子宫内膜反应正常,为Ⅱ度闭经。若无阴道流血则为阴性,提示子宫或内膜不正常。

③ 促性腺激素释放激素(GnRH)兴奋试验:适用于血中促性腺激素(Gn)水平低下或正常的闭经病人。目的是了解垂体分泌的促卵泡成熟激素(FSH)、促黄体生成素(LH)的功能。方法为:静脉注射GnRH 100微克,观察给药前后血中促卵泡成熟激素及促黄体生成激素浓度的变化。在脑垂体性闭经时反应减低或消失、下丘脑性闭经时,为正常或高亢。

由于上述试验专业性较强,同时还需结合其他检查方可得出较正确的判断。因此,当发现有闭经时,尤其是已到发育年龄始终未来月经(原发闭经)或已来过月经又闭经的年轻女性,应及时去有妇科内分泌专科门诊及时检查,以便作出正确的诊断。

什么是卵巢激素的靶器官

先解释一下什么叫靶器官,人体内的激素在发挥各自作用时必须通过扩散进入细胞内,与一种叫受体的特殊结构相结合,形成复合物,才能激发以后一系列的过程,发挥其生物效应,这种含受体的组织就是能接受激素的靶器官。卵巢是女性的生殖腺,它分泌两种性激素,在体内,雌激素的受体分布十分广泛,除生殖道及乳腺外,在肝、皮肤黏膜、脂肪、骨骼、肾、脑、心血管皆存在有雌激素的受体,因而这些器官都是雌激素的靶器官。也就是说，雌激素对这些器官都能发挥它的生物学效应。举例说明。

① 骨骼：在儿童期，雌激素促进长骨生长，加速骨成熟，使骨骺闭合。它能促进成骨功能，抑制骨吸收、骨转换，因而可以保持骨量。

② 心血管：可减少冠心病发生，改善血脂成分，扩张血管改善血供。

③ 脑：可促进神经细胞生长、存活、再生。

④ 皮肤：可使真皮增厚、弹性及血供改善等。对于生殖道的影响，下面有介绍。

孕激素也有它的靶器官，主要集中在生殖道及乳腺，而对其他系统作用不明显。唯一与内分泌相关的是，它可以刺激下丘脑的体温调节中枢，使基础体温升高。

宫颈黏液与阴道细胞学 为何能评价卵巢功能

子宫颈管的腺体具有分泌黏液的作用，它也是性激素的靶器官。在雌激素的作用下，颈管腺体分泌黏液增多，内含的水分、糖蛋白及盐类增加，使液体稀薄。这一变化有利于精子的穿透及存活。若把这种黏液烘干后放在显微镜下观察，随着雌激素水平的增高，镜下可以看到由纤细到丰满的羽毛状（或称羊齿状）结晶。这一时期黏液拉丝的长度可以从3厘米逐渐增加到9~10厘米。而孕激素抑制宫颈腺体分泌黏液，使其变得稠厚，不利于精子穿透，结晶消失。

根据宫颈黏液的量、拉丝长度及涂片结晶状态进行评分。评分越高，代表雌激素水平越高。一旦卵泡发育成熟，排卵评分立即降低。这是一种简单、无损伤，且即刻可得到结论的检查方法，并能连续观察卵巢内激素的变化。

阴道上皮也是靶器官，在雌激素的作用下，阴道的角化细胞增多，细胞内有糖原储存，在孕激素的作用下角化减少，中层细胞增多。为了解卵巢激素的变化，可以根据阴道脱落细胞检查，了解表层细胞、中层与底层细胞的百分比，便可反映出在检查的 2~3 天前体内雌激素水平，但对于是否排卵不能直接推断。

在做妇科检查时，常常同时做阴道脱落细胞及宫颈黏液结晶检查。根据身体及第二性征的发育状况，结合上述发现，即可了解卵巢的功能状态了。

为什么基础体温能评价卵巢功能

基础体温是指在睡眠满 6~8 小时后醒来，未做任何活动（包括喝水、排尿、讲话等），立即把口表放置在舌下所测得的体温，称为基础体温。最好放在清晨测定，较为正确。

正常育龄妇女，月经期后相当卵巢的卵泡期或子宫内膜处于增生期时，基础体温在 36.5℃以下，排卵那天可能更低。排卵之后，孕激素开始分泌，它作用于下丘脑的体温调节中枢时，基础体温可上升 0.3~0.5℃。在整个黄体期一直维持在高水平，一旦未能受孕，激素水平下降、体温迅即下降。如该日体温突然下降 0.3~0.5℃时，月经即见来潮。一月内前半周期体温低于 36.5℃、后半周期高达 36.8℃左右的现象，称为双相体温。如果连续测定 2~3 个月基础体温，其体温曲线只有微小波动，称单相型体温，即提示病人缺乏孕激素影响及无黄体功能，说明卵巢没有排卵。正常双相基础体温表见图 2。

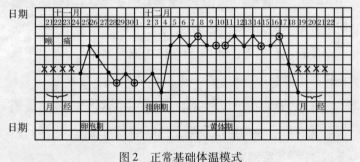

图 2　正常基础体温模式

阴道 B 超检查
能测出卵巢周期变化吗

　　利用超声波的物理特性，向体内发射脉冲超声波，对不同组织的不同反射信号，通过快速计算机处理在屏幕上显示模拟的影像，为临床诊断提供信息，称为超声诊断学。生殖道的器官位于盆腔底部，假如把超声诊断仪的探头放置在阴道内，可直接获得从子宫、输卵管及卵巢反射过来的信号。这种检查方式称经阴道的超声检查。

　　在超声检查时可精确地测量子宫的大小、内膜的厚度；可辨认出卵巢的尺寸，在内部是否有卵泡，其直径及个数。

假如在排卵前连续观察几天,可清晰地看到优势卵泡的形成过程,直到其直径达到 1.8 厘米以上,并有一定张力,提示已达到成熟阶段。一旦已增大的卵泡突然消失或缩小,有时盆腔内见有少量积液,即提示已经排卵,并由此可精确地诊断出排卵的时间。

通过阴道 B 超,从子宫内膜厚度变化可以初步了解雌激素的反应,从卵巢中卵泡的变化可确定有无排卵,对掌握卵巢性激素变化有极大帮助,况且检查方法简便、无创伤,又可反复连续观察,费用不高。在测定卵巢功能时是不可或缺的检查方法。

性激素检查有哪些项目

① 雌激素测定(E_2):雌激素来自卵巢内发育的卵泡,主要是优势卵泡,其分泌的雌二醇占总生成量的95%。月经周期的不同阶段,雌激素水平各不相同。雌二醇的正常值:卵泡期早期 0.18~0.22 毫摩/升,黄体期 0.55~0.7 毫摩/升,晚期 0.92~1.5 毫摩/升。绝经后卵巢功能衰退,下降至 0.02~0.08 毫摩/升。

② 孕激素测定(P):由黄体细胞所分泌,只有在卵泡成熟并排出后,其卵细胞的壁黄素化,此时才能分泌出孕激素。孕激素的正常值:在卵泡期小于 3 毫摩/升,排卵期 3~6 毫摩/升,黄体期32~64 毫摩/升,绝经后低至仅 0.54 毫摩/升。

③ 雄激素测定(T):由卵巢合成及分泌,也有部分来自肾上腺,它不发生周期性变化,在生育期妇女正常范围为

0.9~2.9 毫摩/升。

④ 促性腺激素（由垂体前叶所分泌）：a. 促卵泡成熟激素（FSH）：是刺激卵泡发育成熟的主要激素，在整个月经周期中促卵泡成熟激素会在排卵期出现一个小峰值。促卵泡成熟激素正常值：卵泡期为 2~7 国际单位/升，排卵期为 6~17 国际单位/升，孕酮（黄体酮）为 1.5~6 国际单位/升。妇女绝经后此激素急剧上升，超过 40 国际单位/升。b. 促黄体生成激素（LH）：是促使形成排卵的关键。在卵泡期维持低水平，排卵期形成一个高的促黄体生成激素峰，能促使卵细胞最终成熟及排卵，黄体期又降到低水平。促黄体生成激素正常值：卵泡期早期为 3~12 国际单位/升，晚期为 3~25 国际单位/升，排卵期为 34~78 国际单位/升，黄体期为 2.4~28 国际单位/升。正常女性内分泌测定值见表 3。

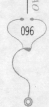

表 3　正常女性生殖激素血清正常值

	排卵早期	排卵晚期	排卵期	黄体期	绝经期
LH（国际单位/升）	3~12	3~25	34~78	2.4~28	
FSH（国际单位/升）	2~6.6	2~7	6~17	1.5~6	>40
E₂（纳摩/升）	0.18~0.22	0.92~1.5		0.55~0.7	0.02~0.08
P（纳摩/升）		<3	3~6	32~64	0.54
PRL（垂体催乳素毫国际单位/升）	170~750	260~1 000	150~810		
T（纳摩/升）		0.9~2.9		0.9	

［注］　由于各实验室采用的计量单位不同，故实验结果不同。在阅读时请按该实验室的结果作判断依据。

诊断性早熟或性发育延迟
需做哪些检查

∽ 诊断性早熟需做哪些检查 ∾

家长发现孩子第二性征提前,往往十分恐惧,不知所措。笔者认为,对待性早熟,先是要提前防范,再是有病要治疗。性早熟有真性及假性之别,又有特发性与器质性等不同的致病原因。情况不同,发展的结局、治疗结果也不相同。最好的办法是及早带孩子去有一定资质的专科医院,请性早熟专家进行相关检查,寻找病因,制订规范化、有计划的治疗方案。一般可通过以下检查作出判断:

① 病史:家长尽可能详细地提供孩子出生时及近期的健康状况,包括有无产伤、窒息、头部外伤等,是否服用保健品或接触过含激素的食品、物品等。

② 体格检查:患儿身高、体重常常超出同龄儿童两个标准差以上,重点需检查第二特性发育情况,如乳房发育是仅仅出现乳核;还是已经像成熟的乳房;检查盆腔有无卵巢肿瘤。

③ 影像学检查:以便发现颅内肿瘤或卵巢肿瘤。

④ 骨龄检查:在真性性早熟中95%有骨龄提前,即比

实际年龄大 2 岁以上,假性性早熟与实际年龄相符合。

⑤ 内分泌检查:包括各项性激素测定及其他如甲状腺、肾上腺皮质等检查。在真性性早熟及分泌雌激素的肿瘤或接受外源性激素时,雌激素均会升高。促卵泡成熟激素及促黄体生长激素是否变化有助于鉴别真性还是假性性早熟。

医生将会根据所搜集到的全部资料仔细分析,分辨是真性还是假性性早熟,以及有无器质性疾病,才能有的放矢地进行治疗。

诊断性早熟需注意些什么

诊断性早熟的目的是为了寻找造成的原因,以便确定它是假性性早熟还是真性性早熟,是特殊原因引起的还是病理性的。必须详细询问病史,从分娩时有无窒息、产伤到幼年时有无高热、抽搐、癫痫等,还要了解有无头颅外伤手术史,发病后有无重大疾病,是否误服内泌药物及接触含激素物品、食品等。对身体的检查包括:

① 身高、体重、营养状况及智力、反应等,重点检查第二性征的发育。真性性早熟时乳房发育已较成熟,内、外生殖器也已出现成人变化,还可能已有月经来潮。

② 骨龄测定:真性性早熟时,其中 95% 骨龄提前约 2 岁以上,假性则基本与实际年龄相符。

③ 内分泌检查:首先要了解雌激素水平,在真性性早熟或受到外源性影响而造成的假性性早熟时 E_2 升高。垂体促

性腺激素的 FSH 和 LH 也有助于区分真性或假性性早熟。

此外,测定甲状腺激素,肾上腺功能也有助于鉴别其他原因引起的性早熟。

通过哪些检查可以确诊 是否存在发育延迟

诊断有无发育延迟的方法及检查内容,与检查是否性早熟相似,包括病史、体检、影像学检查及骨龄估计等。同时,还必须进行垂体促性腺激素的测定及染色体检查,最后综合判断是属于体质性的还是病理性的。

① 病史询问:除了提供家庭成员中第二性征出现的时间外,还需了解出生情况及幼年时是否患过结核、脑炎等病,或有无慢性消耗性疾病、挑食,甚至盲目减肥等。近年来发现吸毒也能造成青春延迟。

② 体格检查:一般身高低于同龄女孩 2 个标准差,骨龄小于实际年龄,最突出的是第二性征毫无发育,乳房扁平,缺乏阴毛、腋毛,外阴也呈没发育状态,某些特殊类似的病人有其特征性的体态。

③ 影像学检查:可发现颅内肿瘤及神经系统肿瘤。

④ 垂体促性腺激素及性激素的测定。

⑤ 染色体检查。

通过上述检查可以了解发生该症的原因,更主要是可以通过检查找到致病的原因,以便今后作恰当的治疗,尽可能减少疾病对身体外形及功能的影响。

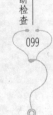

功能性子宫出血

无排卵型功血需与哪些疾病相鉴别

确诊无排卵型功血的基本前提是：病人在生殖系统及全身其他部位没有器质性的病变，或者也不是由人为因素造成的子宫出血，纯粹是因为卵巢没有发生排卵所造成。必须排除以下疾病的可能性。

① 全身的系统性疾病：例如血液病，在青春期女孩中血液病占 3%（近年报道有上升趋向），最常见的是血小板减少性紫癜，其次有白血病及再生障碍性贫血等。病人常因月经紊乱、经量过多、持续不止，来妇科就诊，最后才发现病根在血液病。对这些年轻的女孩，除做常规血象检查外，还需做血小板质量及凝血功能的检查。

又如内分泌系统的疾病，尤其是甲状腺功能减退、肾上腺皮质异常也可导致持续不排卵。肝脏疾患影响雌激素代谢也可出现无排卵。对这些病人应该做相应的甲状腺功能、肝功能及肾上腺皮质功能测定。

② 外源性因素：如放置避孕环，应用抗排异药物、抗凝药物等。目前较多的是外源性雌激素的长期作用，如服用

了含雌激素的保健品,长期接触含雌激素的化妆品等。对这些情况在仔细询问病史后都可以得到确认。

③ 生殖系统本身的疾病:如肿瘤、子宫内膜异位症、特异的生殖系统炎症(如性病、结核等),均可引起不规则的子宫出血。可进行以下检查来区分:

阴道超声检查:可以比较敏感地发现子宫肌瘤、多囊卵巢综合征、卵巢或宫体上的子宫内膜异位症,并从子宫内膜的观察中发现内膜是否有赘生物的存在。

宫腔镜检查:目前宫腔镜已成为鉴别子宫出血原因的不可缺少的手段,尽管 B 超可以发现异常,但毕竟只是影像学上发现,不能确定究竟为何物。在宫腔镜下,可以直接观察到宫腔内生长的息肉,肌瘤还是癌症,以便于有目标地取下做活检,提高了诊断的准确率。许多学者推崇在宫腔镜下直视选材,它的准确率明显高于盲视下的诊断性刮宫。

怎样解读诊刮检验报告

当病人出现不规则的子宫出血时,为了了解体内激素是否异常及异常程度,多半希望她接受诊断性的刮宫手术,简称"诊刮"。医生可以通过所刮出子宫内膜的病理结果来判断是否为无排卵功血、发展到什么程度、有无癌症的存在,同时手术中还可了解宫腔的大小、有无未发现的肌瘤等,为治疗作指导。此外,通过对子宫内膜的清除,可以刺激子宫收缩达到立即止血的目的。

一般无排卵功血时,由于只有雌激素的持续分泌,没有孕激素的对抗及转化,使子宫内膜呈持续增生状态。根据雌激素持续作用程度及对子宫内膜所造成影响的不同,一般有下述结果:

① 子宫内膜增生期。

② 子宫内膜轻度增生过长。

③ 子宫内膜简单型增生过长。

④ 子宫内膜复杂型增生过长。

⑤ 子宫内膜不典型增生过长。

⑥ 子宫内膜癌。

对于上述第 1～4 种病理结果,一般来说,采用生理剂量的孕激素治疗,大都能得到改善。用药的方法、药物选择与病人年龄密切有关(下面有关章节还会具体介绍)。这里着重强调的是,若诊刮得到的结果是子宫内膜的不典型增生,必须引起重视。不典型增生是指在刮出的内膜病理检查时,发现增生的内膜腺上皮细胞出现异型性,这一类型中部分病例可缓慢地发展成癌,尤其是重度的子宫内膜不典型增生中,有 30%～50% 的病人可能演变为癌。因此,当病人经过诊刮后得到的病理结果,必须去请教有经验的医生具体指导,使病人知道目前病变是一般性的,由于不排卵而造成的无排卵功血,还是因为雌激素长期作用于子宫内膜未得到纠正,使内膜增殖已演变到不典型增生或癌前病变阶段。从而正确指导病人应该采用药物治疗,还是需要进行手术治疗。

有排卵性功血需与
哪些疾病相鉴别

　　有排卵型功血所表现的症状,主要是月经过多及月经间出血,在很多妇科疾病中都可有上述的不正常现象,前面已作了介绍。另外,有血凝障碍的疾病,甚至血液病也可以出现多量不规则出血。因此,要确诊有排卵的功血,必须经过仔细检查,确实没有上述各种疾病的证据,才能确诊为有排卵性功血,这是属于一种排除性的诊断。需要排除的疾病有:

　　① 子宫肌瘤:主要表现为月经量多、周期缩短、经期延长。区别点是通过妇科检查、B超检查,可以发现子宫不规则增大及子宫上发现有肌瘤生长。

　　② 子宫肌腺症:也可表现为月经过多及月经前后不规则出血,但是检查时会发现子宫增大,质极硬有压痛,B超检查时可发现有低回声团块状结构,与肌层间界线不清。

　　③ 子宫内膜异位症:它也可以表现有月经期后的不规则出血及月经量多。区别点是病人往往有痛经,体检或B超检查发现卵巢上有囊块,盆腔内或子宫后壁有结节。

　　④ 子宫内膜息肉:病人有不规则出血,检查时子宫大小虽然正常,但是在B超检查中可以发现内膜处有赘生物突出。做宫腔镜检查,可以确定诊断。

　　⑤ 宫内避孕器:当避孕器放置时间过长,位置移动,甚至断裂等均可有出血。

综上所述,当病人有月经过多或经期间出血,必须到专科医院去,请有经验的医生进行妇科检查,并做阴道 B 超检查,以排除上述疾病。必要时还需要借助宫腔镜及腹腔镜检查,以便及时正确找出病因,别延误治疗。

闭经阶段的检查

怎样确认闭经的原因

子宫性闭经的定义是：由子宫本身的病变引起的闭经，它们的神经中枢正常。对此可以采用排除法的步骤进行检查，确认是否为子宫性闭经。

① 病人的外形、发育、第二性征均与正常女性一致。

② 给病人试用孕激素：肌注孕酮（黄体酮）20 毫克/日，3~5 天；或口服醋酸甲羟孕酮（安宫黄体酮）6~10 毫克/日，7~10 天，停药后 2 周不出现阴道流血者。

③ 再给病人试用雌激素：口服妊马雌酮（倍美力）0.625~1.25 毫克/日，20 天，再肌注孕酮（黄体酮）20 毫克/日，3~5 天，停药后 2 周也无阴道流血者。

④ 做激素水平测定：阴道超声波及基础体温测定等证明卵巢功能正常。

根据这些项目检查，子宫性闭经就可以确定，但是还需进一步寻找造成子宫性闭经的原因。

① 若是原发性闭经（女孩已经 18 岁月经不来潮），需由外向内检查处女膜是否有孔，阴道是否通畅，子宫是否存在，年幼时是否得过结核病等，找出致病的原因。

② 若是继发性闭经,需详细询问有无感染、放射、结核病史,是否接受过人流、刮宫等病史,并做宫腔镜检查,同时做内膜活检。怀疑有结核病时,可做子宫碘油造影。

通常经过上述各项检查,大多能诊断出引发子宫性闭经的原因。

～ 闭经应怎样进行检查 ～

前面已经介绍了,闭经只是一种症状,可由各种疾病、各种因素而造成,十分错综复杂。因此,对待闭经不能就事论事,盲目治疗。应尽量正确寻找闭经的原因,找到疾病的根源,才是治疗成功的关键。一般通过以下步骤详细诊察:

① 病史的查询:病史的详细询问是寻找病因十分重要的环节,包括月经闭止从何时开始;有无诱因,如环境变化、工作条件改变、精神刺激等;是逐渐发生还是突然停止;曾经使用过何种药物、保健品等。若是原发闭经,更应询问有无第二性征的发育,身高增长情况等;幼年是否有特殊创伤或疾病、营养情况、生长条件等。若是继发闭经,需详细询问婚姻、生育、难产史等。总之,查询越详细,对病因了解越有意义。

② 体格检查:主要了解生长发育、第二性征发育及肌肉发育、声调高低、体脂含量等。妇科检查又是必不可少的,有些疾病,如假性闭经往往通过有经验的医生一次检查即可确认。

③ 功能检查:目的是了解闭经的程度。a. 孕激素试验:给闭经病人一定量的孕激素,如孕酮(黄体酮)肌注或

醋酸甲羟孕酮（安宫黄体酮）口服，停药后2周内，有阴道流血者为阳性，提示下生殖道通畅，子宫内膜已有雌激素准备，为Ⅰ度闭经。b. 雌激素试验：适用于孕激素试验后，2周内无阴道流血的闭经病人。给病人一定量的雌激素，后半周期再加孕激素，若2周后有阴道流血，则为试验阳性，提示子宫内膜反应正常。相反，若2周后仍无阴道流血，闭经是由于子宫因素造成的。

④ 内分泌检查（见下面叙述）。

闭经病人需做
哪些内分泌检查

通过病史询问、体格检查及功能检查，排除了假性及生理性的闭经，又从功能性试验中否定了子宫因素的闭经后，必须进行内分泌检查。

① 卵巢功能检查：检查卵巢的功能包括基础体温测定、宫颈黏液评分、阴道脱落细胞检查等，这些都是激素作用下的反应。其他需做的内分泌检查还有：a. 性激素浓度测定。主要检查雌激素（E_2）、孕酮（P）及睾酮（T）的值。b. 垂体促性腺激素（促卵泡成熟激素，FSH 和促黄体生成激素，LH）浓度测定。这对产生闭经、定位于性腺调节轴的哪一部位有价值。例如：促卵泡成熟激素及促黄体生成激素过高，雌激素很低，表示卵巢功能衰竭；雌激素低下，促卵泡成熟激素及促黄体生成激素也低，病变可能因下丘脑垂体所致；或者促卵泡成熟激素正常或偏低，而促黄体生成激

素水平过高,结合临床其他检查,闭经的原因可能是多囊卵巢综合征等。c. 促性腺激素释放激素(GnRH)的兴奋试验。可以了解垂体中促卵泡成熟激素及促黄体生成激素储备,用以鉴别闭经的原因是垂体还是下丘脑。

② 催乳素(PRL)的评估:a. 血清催乳素浓度测定。在闭经病人中,高催乳素血症占25%,若在闭经同时有溢乳者,则75%为高催乳素血症。故应该把测定催乳素值列为闭经的常规项目。b. 催乳素功能试验。先测定一次催乳素,立即服用或肌注甲氧氯普胺(灭吐灵)10毫克,30~45分钟后再测催乳素,反应倍数应大于3。如反应倍数小于2,表示催乳素有自主性分泌,可能垂体有肿瘤生长。自从有了CT及核磁共振检查后,已很少采用此方法了。

③ 肾上腺功能测定:做如17酮、17羟值及其他相关的试验,对有肾上腺皮质功能异常者,应去内科做进一步检查。

哪些辅助检查有助于闭经原因的诊断

① 盆腔超声检查:可以详细了解内生殖器的细节,且不会损伤病人。检查闭经原因,超声波检查必不可缺。一般以阴道超声为优。若未婚女性,可通过肛门进行超声检查,以便获得正确的信息。通过超声可发现:a. 假性闭经中的阴道血肿、宫腔积血,甚至输卵管血肿。b. 子宫有无、发育状况、外形大小、内膜厚薄等及有无占位性病变。c. 卵巢是否发育,有无卵泡形成及其大小、数量,有无占位性病变。

d. 盆腔内是否有肿块、腹水等。

② 子宫输卵管碘油造影:如怀疑有结核或子宫疾患、宫腔粘连时,可做此检查,以了解子宫性闭经的原因。

③ 宫腔镜检查:直接看清宫腔内部结构,估计病变性质。

④ 腹腔镜检查:在直视下看清卵巢的有无及其发育情况,也可直接做卵巢活检,以帮助了解、明确闭经的原因,并估计其预后。

⑤ 染色体检查。

⑥ CT 或核磁共振检查:了解垂体或盆腔内有无肿块,并明确性质。

检查闭经的步骤

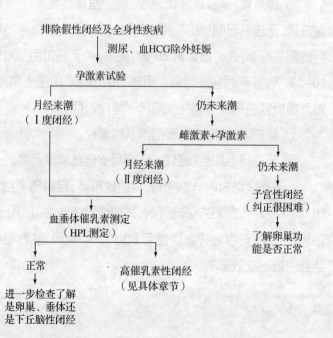

排除假性闭经及全身性疾病
↓
测尿、血HCG除外妊娠
↓
孕激素试验

月经来潮
(Ⅰ度闭经)

仍未来潮
↓
雌激素+孕激素

月经来潮
(Ⅱ度闭经)

仍未来潮
↓
子宫性闭经
(纠正很困难)

了解卵巢功
能是否正常

血垂体催乳素测定
(HPL测定)

正常

高催乳素性闭经
(见具体章节)

进一步检查了解
是卵巢、垂体还
是下丘脑性闭经

怎样确诊席汉综合征

对有明显产后大出血病史的产妇,分娩后出现前述的症状及体征,若再给病人做性腺、甲状腺及肾上腺功能的测定,如均显示为低值,席汉综合征的诊断并不困难。该征是可以预防的,应着眼于如何做好产前检查、对产后大出血的预防。一旦大出血,应给予快速有效的处理,尽力减少失血量及缩短缺血的时间,及时补充血容量,避免垂体的供血不足。或对已出现的坏死、梗死,也可通过补充供血而得以代偿,减少损伤程度。

一旦已造成席汉综合征,可采用以下治疗方案:

① 雌激素、孕激素替代治疗:鉴于垂体不能产生促性腺激素,无法激起卵巢出现相应的变化,故采用模仿自然月经周期的程序,先给雌激素 25 天,在第 14 天后加用孕激素 10~12 天,停药后会来月经。用药的剂量必须由医生掌握,对严重损害的病人可能需长期给予替代治疗。

② 补充甲状腺激素:服用甲状腺素片。

③ 补充肾上腺皮质激素:服用糖皮质激素类药物。

上述治疗均为内分泌药物,专业性较强,且用药不当会出现不良反应,必须去正规医院,请有经验的医生制订正确的治疗方案,有序治疗。该症若及时发现、及时治疗,是能达到良好治疗效果的。

怀疑卵巢功能早衰
需做哪些检查

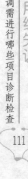

　　超声检查(经阴道或经肛门检查)可发现子宫及卵巢的体积较同龄女性明显缩小且无卵泡存在,或虽见卵泡但数量很少,直径明显小于10毫米,连续监测仍不见优势卵泡出现,子宫内膜变薄(小于6毫米)。

　　① 基础体温测定呈单相性。

　　② 阴道脱落细胞检查,提示雌激素水平低下。

　　性激素测定中,代表垂体的促性腺激素 FSH,LH,持续升高超过40毫国际单位/毫升(mlu/ml)的水平,尤其是 FSH 升高更明显;代表雌激素水平的 E_2 低于50~70毫克/毫升(mg/ml),孕激素低于2纳克/毫升(ng/ml)。

　　符合上述变化的年龄小于40岁的女性,出现闭经时可诊断为卵巢早衰。

怎样诊断经前综合征,
需与哪些疾病相鉴别

　　该病是一组包括精神及身体两个方面的综合征象,涉及症状众多,没有特定的症状,也没有特殊的实验室检查指标。因此,诊断的基本要素是确定发生在经前症状的严重程度,以及月经来潮后缓解的情况。若不发生在经前,不属于该症。为此美国精神病协会及美国国家精神健康协会特别对于有焦虑症状的经前紧张症制订了评估标准,对包括明显焦虑紧张、易激动、情绪明显抑郁、自我否定、持续明显易怒、与他人争吵、情感不稳定、兴趣降低、注意力难以集中、主观感觉不安、嗜睡、易疲劳及身体症状等11项症状中,必须有5项在经前有严重表现而月经来潮后缓解;5项中又必须至少有一项是精神症状。许多身体症状只作一项计算,且在经前5天上述症状必须比经后5天增加30%。

为此提出让病人建立"经前症状日记",病人对每天症状的严重性按0~3级作自我评分,内容包括精神方面的情绪、记忆、睡眠、交往能力等,以及疼痛、肿胀等身体方面的变化,连续记录2~3个周期,同时每天清晨测基础体温及称体重。由医生结合不同时间的体格检查,根据经后的卵泡期评分及经前的黄体期评分,最后作出诊断。

但是,该病是一组综合病症,没有特定的症状,在下结论之前必须与一些也会出现类似症状的疾病相区别,尤其是必须与精神疾患相区别。如病史提示病人有精神病史,且在症状评分时,月经期前比经后的卵泡期更低,应建议去精神科就诊。

月经失调病人

应掌握

哪些基础医学知识

姓名 Name _____ 性别 Sex _____ 年龄 Age _____
住址 Address _____
电话 Tel _____
住院号 Hospitalization Number _____
X 线号 X-ray Number _____
CT 或 MRI 号 CT or MRI Number _____
药物过敏史 History of Drug Allergy _____

正常月经周期是怎样形成的

什么是月经?
月经是怎样形成的

月经来潮是发生在女性身上的生理现象,象征着该女性生殖内分泌活动及性器官已经发育成熟,并能正常投入工作。由于具体表现为每月出现一次阴道出血,故名"月经"。那么,月经是怎样形成的呢?

大自然赋予女性一个神圣而伟大的使命——繁衍后代,为此,女性具备了与男性完全不同的生殖器官及生殖内分泌系统。

首先,女性具备了接受胎儿并孕育胎儿的场所:子宫。在子宫内膜中准备好营养物质及丰富的血供,迎接新生命来临,并在子宫内种植发育。一旦发育成熟后胎儿则通过阴道排出体外。

第二,具备特有的性腺组织。每月形成一个卵子,排入子宫,等待与精子结合,构成两人的结晶——胎儿。这个性腺组织就是卵巢。同时卵巢还有分泌多种性激素之功能,这些激素可以指挥子宫内膜作出相应的变化,目的是迎接小生命的种植。

第三，卵巢这种活动接受上级——垂体及下丘脑指挥，命令性激素在一个周期的不同时期，以不同量、不同质进行分泌。假如，通过一系列的准备，精子未能进入人体，或没能与卵子相遇，也即期待妊娠失败，卵巢激素只得撤退、下降，一切再重新开始；而子宫内膜也因得不到性激素的持续作用发生萎缩，从子宫上脱落与血液一起排出阴道，这就是每月一次来潮的月经。尽管月经只是一个生理现象，但是为了形成月经，还必须严格按照神经中枢制定的程序，由各个环节正确执行才行，任何一个环节出了问题均会造成月经失调。尤其在月经刚刚形成的青春期及月经将要逝去的围绝经期，更需重视月经的变化。

正常的月经周期应该是怎样的

月经周期是育龄妇女下丘脑－垂体－卵巢轴功能周而复始的表现，也是生殖器官在激素作用下周期性变化的结果。这里卵巢和子宫内膜在月经周期中起着关键的作用。月经时子宫出血，是前一个月子宫内膜，从增殖、分泌到退化脱落的结果。为了便于确认，也为了使大家在描述月经时有统一的计算方法，一致认定月经来潮第一天，就是本次月经的来潮日，持续出血的天数成为经期。本次月经第一天到下次月经第一天之间间隔的天数，称为月经周期。根据子宫内膜的组织学变化，将月经周期分为增殖期、分泌期和月经期3个阶段。

① 增殖期:一般从月经第 5 天开始,剥脱的子宫内膜接受从卵巢分泌的雌激素影响进行修复,在第 10~14 天增厚最明显。

② 分泌期:大约在增殖期第 14 天卵巢发生排卵,在孕激素的同时作用下,子宫内膜腺体更为丰富,并有糖原等分泌物。如这时卵细胞未能受精,大约在分泌期的 12~14 天(整个周期的 22~28 天),黄体退化,雌、孕激素下降。内膜失去激素的作用,厚度下降,内膜中的血管被压缩而血流不畅。

③ 月经期:大约在月经前 24 小时,内膜的血管痉挛使血管壁及内膜缺血坏死,从子宫壁剥脱而出血,形成月经。但是这种剥脱只发生在内膜的表面,内膜的基底层不受影响。到月经第 3~4 天,内膜基底层上皮又在重新增高的卵巢雌激素作用下再生,修复创面,出血停止。

正常月经周期为 21~35 天,平均 31 天,经期大多为 3~7 天,平均 5 天,具有明显的规律性。月经的血量个体差异很大,且测量方法也不太一致,但以不超过 100 毫升为限。

女孩大约在什么时候开始有月经

月经来潮预示女性的生殖内分泌活动及生殖器官已经发育成熟。女婴出生时,她们的生殖器官基本处于幼稚状态,在儿童期也只发生很小变化。儿童期,卵巢很小,呈条索状,大约只有 6 克重,表面光滑,卵巢内只有闭锁的卵泡。

子宫也呈细条状,只有2.5~3.5厘米长,子宫内膜极其菲薄,只有0.2~0.4厘米厚。外阴及阴道呈幼稚型,主宰女性发育成熟主要是依靠神经内分泌系统,通过下丘脑－垂体－卵巢轴发挥作用。儿童期这一性腺调节轴尚未启动,一切进展均十分缓慢。大约在女孩10岁,下丘脑功能活跃起来,垂体也出现兴奋,于是下丘脑－垂体－卵巢调节轴开始苏醒并启动。随着包括生长激素、甲状腺素及女性激素的分泌,女孩从儿童期进入青春期,并以月经来潮作为进入青春期的标志,这是女性开始成熟的临床标志。初潮年龄在世界各国,及我国各地有所不同。它受到个体体质、地域等因素影响;同一地区也因生活环境变化、营养状况、经济水平等有所区别。

一般来说,我国的女孩大多从12~16岁开始有月经。如在8岁之前即有月经,或超过18岁月经尚未来潮,必须引起注意,应该去医院进行检查。

月经大约在几岁结束, 月经停止对女性意味着什么

女性正常的生殖内分泌功能维持30~40年,其中卵巢作为女性生殖腺,在其中起着重要的作用。随着年龄的增长,女性生殖内分泌功能大约从45岁以后开始走下坡路,主要特征是卵巢功能逐步衰退,表现为卵泡明显减少,剩余的卵泡对促性腺激素丧失反应,性激素合成减少,于是垂体的促性腺激素增高,增高的性腺激素又进一步抑制卵泡的

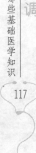

功能,久而久之,正常的月经周期不能维持,最后月经停止。如连续 12 个月不来月经,称为绝经了。从月经开始改变到绝经称为绝经过渡期,需 4~5 年。

绝经年龄的个体差异很大,在我国北京平均年龄为 48.4 岁,上海为 48.9 岁。

月经停止后会对女性带来哪些变化呢?

① 雌激素水平降低:可以造成生殖器官、泌尿道及乳房的结构及功能的改变。如继续发展会出现萎缩。

② 垂体的其他促激素分泌增加:随着卵巢性激素的下降,垂体除促性腺激素增高外,其他促激素如甲状腺素、肾上腺皮质激素分泌也会增高。于是出现心跳、出汗、易激动及血压升高、肥胖、血脂升高等现象。

③ 中枢神经系统变化:表现为情绪不稳定、体温中枢不稳定等自主神经系统不稳定现象。

月经停止过程,也是一个生理现象。实际上给女性带来的主要影响是结束了生育能力,并不意味着性反应及性功能也遭损害。相反,没有了受孕的顾虑,再加上孩子已经长大,夫妻间有了更大的空间,甚至有的夫妇性生活频率及满意度还会上升。女性应正确对待这一生理过程,以便能平稳地度过。

正常月经周期是哪个系统指挥的

人体内存在多种内分泌腺体,由它们分泌出各自的激素来调节各器官组织的生长发育和生理功能,但它们首先必须听从中枢神经系统的指挥及协调,才能步调一致地发挥作用。月经周期按月变化便是这一机制的典范。建立并完善月经周期的指挥系统,称作下丘脑-垂体-卵巢轴(简称性腺调节轴;H-P-O轴),它们的作用分别是:

① 下丘脑分泌促性腺激素释放激素(GnRH):它由下丘脑的特殊神经细胞所合成及分泌,量少,只从下丘脑通过垂体的门脉系统进入垂体,不参与全身血液循环。促性腺激素释放激素具有促进垂体促性腺激素合成与释放的作用,是整个轴的启动部分,女孩在儿童时期之所以没有月经,就是因为这一环节处于对周围的抑制状态,尚未觉醒。

② 垂体前叶的促性腺激素(Gn):主要包括促卵泡成熟激素(FSH)及促黄体生成激素(LH),在促性腺激素释放激素(GnRH)的作用下分泌,其功能是刺激卵巢的卵泡生长发育排卵,并分泌性激素。

③ 卵巢分泌雌激素与孕激素:随着卵泡的发育,雌激素(E_2)量逐渐增加(雌激素是女性的一个重要性激素,它的靶器官分布广泛,除生殖道及乳房外,几乎全身各处均有雌激素的受体存在,有关功能将在以下章节中分别介绍),在维持正常月经周期中,雌激素的作用是指挥子宫内膜发生增殖性变化。同时它也对垂体分泌的促性腺激素起到互相制约调节的作用。如雌激素受促性腺激素的刺激后,血清中浓度上升——正反馈影响;血中雌激素渐渐升高后,又会抑制促腺激素的分泌——负反馈影响,使血中雌激素不会无限上升(见图1)。随着卵泡的成熟、排卵,形成黄体,

卵巢又分泌孕激素,使子宫内膜在增殖的基础上出现分泌性变化。

④ 子宫内膜在整个月经周期中仅仅是一个执行机构,听从两种性激素指挥,出现相应的变化。若没有受孕,子宫内膜剥脱排出,形成月经。

卵巢在女性一生中起哪些作用

卵巢是女性的生殖腺。它在每月的适当时候,排出一个携带遗传信息,并有受精能力的卵子,为繁衍后代作好物质准备。同时,卵巢分泌出多种激素,促成女性的第二性征发育,促使女性的生殖器官健康正常地发育。卵巢是维系女性所有特征的一个最主要的器官,它具有两种功能。

① 生殖功能:卵巢内的多种结构每一个月经历一次周期变化,主要是卵泡的结构形态发生变化,每一个周期都有一些卵泡群被募集而进一步发育,到月经第 7 天,这一群卵泡中只有一个优先发育成优势卵泡,其他的均告闭锁退化。到月经第 11~13 天,优势卵泡迅速增大到 1.8 厘米左右,这一具备优势的卵泡在垂体大量释放的促黄体生成激素(LH)及促卵泡成熟激素(FSH)作用下,约在第 14 天排出卵巢进入输卵管,这就是完成生殖功能的根本,没有成熟的卵子并通过输卵管进入子宫,不可能与精子结合成胚胎。

② 分泌性激素:卵巢内每个月有一次周期变化,发育成长为优势卵泡这个时期称为卵泡期。成熟卵子排出的短

暂时间称为排卵期,优势卵泡内卵子排出卵巢后它的壳组成了黄体,称为黄体期。卵泡期为月经第 1~13 天,主要由卵泡合成雌激素(E_2),并随卵泡的发育长大而增加,排卵期一般在月经的第 14 天左右。黄体期比较恒定,约 14 天,在这个时期除了继续有雌激素合成外,由黄体合成分泌孕激素。在卵巢内除了这两种主要性激素外,也同时生成一定量的雄激素。

子宫对女性能起什么作用

子宫是一个壁厚腔小的中空器官,发育好的子宫 7~8 厘米长、4~5 厘米宽、厚 2~3 厘米,像一个倒置的生梨。子宫腔的容量只有 5 毫升。子宫由最外面的浆膜层、中间的肌层和最内部衬在宫腔上的一层内膜所组成。子宫是卵巢的一个主要靶器官,它的功能根据名称,顾名思义是孩子生长发育之处。胎儿是由受精卵发育而成的。当卵巢排出卵子的同时,性激素指挥子宫内膜,使它从增生期变化为分泌期,为孩子的种植准备好充分的营养、丰富的血液,但假如未能受孕,那么子宫内膜脱落,形成月经。也就是说,子宫在人生中主要的作用是孕育胎儿及促进月经来潮。这两大基本功能必须在卵巢功能健全的前提下才能完成,没有卵巢的作用,子宫仅仅只是一种摆饰而已。从子宫内膜的周期性变化,可以推测卵巢功能的正常与否。例如,随着卵巢内每月卵泡的成熟,不断分泌出一定量的雌激素,使子宫内膜从月经周期的第 5 天开始修复,直到第 14 天,内膜得到

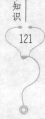

充分增生，卵巢成功排卵，并随之分泌孕激素，子宫内膜转化成分泌期，以迎接新生命。因此，从内膜的变化，可以了解到雌激素是否存在，是否有孕激素的作用，也可以反映出黄体的功能是否正常，对掌握卵巢的功能提供了参考。

在这里想对切除子宫有顾虑者指出，到目前为止，还没有确切的研究报道，证实子宫本身有产生内分泌的功能。因此，因疾病而不得不切除子宫的女性，不必过于忧伤，只要依然保留着健康的卵巢，不会衰老，更不会变性，因为卵巢依然每月会发挥它的作用，分泌出性激素以保持女性的第二性征。

医生对月经失调病人

会进行

哪些诊断治疗

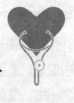

姓名 Name _____ 性别 Sex _____ 年龄 Age _____

住址 Address _____

电话 Tel _____

住院号 Hospitalization Number _____

X 线号 X-ray Number _____

CT 或 MRI 号 CT or MRI Number _____

药物过敏史 History of Drug Allergy _____

月经失调治疗有何特点

根据前面 3 个部分的介绍,读者可能已经了解"月经失调"只是一个笼统的概念,它是一组由不同器官在不同的环节,因不同的原因而引起的不同疾病。因此,治疗方法也各不相同,需因病而异,甚至因人而异。例如:同样是月经过多,它可以是由于疾病所致,如子宫肌瘤、子宫肌腺症,甚至是由血液病所引起;也可以是根本没有器官毛病,只是功能性的出血。又如闭经,那更是原因繁多、复杂多变。在进行治疗之前,必须先做相关检查,找出造成这些症状相关的疾病,才有可能制订出有针对性、有效的、合理的治疗方案。不同的疾病有不同的治疗方法;有时相同的疾病也可以有不同的治疗方法。

青春期相关疾病的治疗

患了性早熟怎么办

凡家长发现孩子有性早熟现象,往往十分焦急与担忧,甚至不知所措,有的会道听途说采用不科学的方法给孩子乱用药,也有少数家长感到无可奈何而听之任之。实际上性早熟,尤其是占门诊较高比例的假性性早熟,只要及时发现,及时治疗,是能取得较好疗效的。治疗性早熟,主要应解决以下几方面问题:

① 查出孩子身上是否存在那些可能引起性早熟的原因,如接触含激素药品、食品或化妆品,是否患了肿瘤等。

② 阻止性成熟过程的进展。

③ 使已经出现的第二性征消退。

④ 控制骨骺的过早闭合,以改善其到成年时的身高。

⑤ 避免因性早熟带来的心理障碍。

⑥ 防止与性早熟有关的社会问题,如遭受性侵害或少女妊娠等问题。

⑦ 减少与初潮过早有关的乳腺癌发病危险。

为了达到上述目的,一般从 3 个方面进行治疗。

① 去除病因:切断与含有激素药品、食品、物品的接触,一般症状即会自动消退;如有某些特殊肿瘤,请专科医生处理。一般生长在卵巢上的肿瘤,切除后症状便可消失。

② 药物治疗:主要用于真性性早熟的孩子,目的是抑制卵巢过多分泌雌激素,从而使第二性征停止发展,并抑制排卵,停止行经。同时也达到延缓骨骺闭合的目的,药物一直维持到正常青春发育的年龄后再停止。这时正常的卵巢功能又能恢复,也不会影响其生育功能。若采用的药物为抑制垂体促性腺激素的,它除了能降低血中性激素水平,还能降低生长激素,使生长速度减慢,延缓骨骺闭合,从而改善最终的身高。

③ 心理治疗:包括家长应很好地与医生合作,不要因

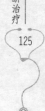

自己的担心加重孩子的心理压力,同时按医生要求对孩子
进行疏导及帮助。

青春发育延迟及性幼稚
应怎样治疗

体质性青春发育延迟是指健康女孩到了 13 岁后仍未
进入青春发育期,经各种检查未发现病理性原因,除了没有
发育,到了 13~14 岁仍像小女孩外,没有其他症状。一旦
骨龄达到相应年龄后,自然会开始正常的青春发育过程,原
则上不需特殊处理。下面介绍的是因疾病引起的青春不发
育或称性幼稚。

性幼稚的主要表现是下丘脑 – 垂体的异常及性腺异常
造成的青春不发育。在因脑部肿瘤干扰促性腺激素释放激
素分泌所造成的性幼稚中,青春不发育仅仅是诸多症状之
一,她们同时还会有肿瘤的征象。而因染色体异常所引起
的遗传病,如先天性性腺发育的不全(Turner 综合征),
也有它所特有的体态及外貌特征(详见"闭经"的有关章节
介绍)。

① 对性幼稚的治疗:首先应考虑采用去除或纠正原发
病因的治疗。例如对合并的颅脑肿瘤的治疗,合并有甲状
腺功能低下、高催乳素血症或肾上腺皮质功能亢进等,针对
这些疾病进行治疗,并改善病人的营养状况。

② 第二步是针对性腺功能低下进行治疗:由于它可以
发生在下丘脑 – 垂体 – 卵巢轴的任何环节,可以通过检查,

找出缺陷所在，采用各级激素的替代治疗，如促性腺激素释放激素（LHRHA）、作用于垂体的促性腺激素绒毛膜促性腺激素（HMG），或直接补充雌激素等。该病有不同原因，药物作用有不同的靶点，各有其适应证，必须由有经验的医生负责诊断、治疗，以达到安全、可靠、有效的目的。

功能失调性子宫出血的治疗

诊断性刮宫对功血治疗
有何积极意义

病人尤其是接近绝经年龄的妇女出现不规则的子宫出血时,医生必须了解在她的体内激素的异常究竟处在什么阶段,因而会建议她接受一次刮宫手术,这种手术称为诊断性刮宫,简称"诊刮"。根据刮出内膜所做的病理结果,医生可以了解是否为无排卵功血、发展到什么程度、有无癌症存在。同时,在手术中了解宫腔的大小、有无高低不平的肌瘤状感觉等,以便对今后的治疗确定方案。

这一手术是用机械手段把增厚的内膜基本刮除,同时也刺激子宫肌层,使它收缩,往往能起到立即止血的作用。

诊刮既有治疗(止血)作用,又有诊断的功能,对于子宫出血病程稍长的已婚育龄妇女及围绝经期病人,目前已把"诊刮术"列入常规诊疗手段。

年轻女孩患了
无排卵型功血怎么办

无排卵型功能性子宫出血(简称功血)在青春期女孩

中较容易发生,但是有的家长误以为女孩还小,刚开始月经乱一点,时间长一点无所谓,大多数家长是在孩子出血过多,出血时间过久后才就诊。实际上当女孩建立月经周期后,自己应学会观察其规律性。一旦发现经常闭经,或时来时止,经期淋漓不断,应去医院检查。一旦确认是无排卵型功血,给予内分泌治疗是有效的,而且与今后能否建立正常的月经周期与病程的长短有关。研究证明,在发病4年内进行治疗者,约有63%可建立正常周期;超过4年,比较难自然痊愈。因此,希望月经初潮后一年左右还迟迟不能形成规律性周期的病人应及时就诊。该病主要表现为月经不规则及流血不止,青春期功血的诊疗原则是止血及恢复周期。

① 止血:一般采用孕激素治疗。由于病人子宫内膜只有雌激素作用,缺乏孕激素拮抗,给予足够量孕激素使增生的子宫内膜转变为分泌期,一般在短期内即可达到止血目的。停药后内膜会规则地脱落,形成新的一次月经,3~7天后流血停止。如功血未引起重视,久拖之后可能出现因大量出血造成严重贫血,甚至休克,必须做紧急救治。这时应该在医生严格控制下,采用有效的激素,争取在一天内减少流血量,经过2~3天使流血停止。同时还需积极纠正贫血,给输血及加用止血药。流血减少或停止后,还需要继续严格按照每日规定的剂量给予激素维持治疗,直到满20天才可停药。停药2~3天,又会有一次月经来潮。

② 恢复月经周期:止血后2~3个月内,还应该定期给予生理剂量的孕激素,以恢复正常月经的内分泌调节。一

般来说对功血病程不长的女孩,通过上述 2~3 个疗程的周期治疗,大多均会建立正常的月经周期,也能恢复自我排卵。不建议对青春期的女孩使用诱发排卵的药物。很多家长常常不能接受西医的治疗方法,误以为激素治疗对女孩发育不利。这是一种误区。女孩到发育期,体内应该保持一定浓度的激素,各种激素相互制约又相互平衡。功血代表了女性体内的性激素失衡,采用激素治疗补充其不足,使之恢复平衡是生理需要的方法,不必有太多的顾虑。

围绝经期妇女患了无排卵型功血怎么办

无排卵型功血的另一组高发人群,是卵巢功能逐渐降低、将要进入绝经年龄的妇女。她们的卵泡对中枢神经发出的促性腺激素敏感性下降,渐渐排卵停止,造成了体内雌、孕激素比例失调,或完全没有孕激素作用,子宫内膜一直处在增生期,甚至增生过长,于是可能先闭经,然后有大量出血,或出血时多时少,长达 1 个月或数月不止,引起贫血头昏乏力。对她们的治疗与对青春期少女不同,最主要的目标是止血和减少月经量,使她们安全、平稳地过渡到绝经期,不需要去恢复正常的月经周期,也无需去诱发排卵。

① 止血:对这一年龄段的妇女,见效最快的止血方法是前面介绍的诊断性刮宫,在手术中尽量把宫腔内所有的内膜清除干净,达到内膜除净、子宫良好收缩的目的。约有 1/3 的妇女通过一次诊刮就能得到痊愈。刮出的内膜经过

病理检查，为今后的治疗提出依据，既有治疗作用，又达到了诊断的目的。

② 控制月经周期、减少经量：出血停止后应继续随访。病人已接近绝经期，每 1~2 个月可用孕激素使子宫内膜脱落一次。假如此时出血量偏多，可加用雄激素促进内膜萎缩，减少经量。部分妇女在用孕激素后停药 2 周仍无出血，往往提示体内雌激素水平已低落，即将出现闭经，也就不需要再用药了。

③ 如诊刮的病理提示为癌前病变的非典型增生过长，或已确诊为癌，需要根据病理结论做不同范围的子宫切除。也有部分功血病人反复大量出血，病理又无异常表现，可以做子宫内膜切除术。

④ 对于近期内曾做过诊刮，现在又有出血不止现象的病人，可以服用孕激素止血。

应怎样治疗有排卵功血

有排卵性功血的症状是月经过多、围绝经期出血、经前出血及月经后出血，它们形成的原因各不相同，必须采用不同的方法进行治疗。

① 围排卵期出血：在排卵期前 1~2 天，雌激素水平会有一个小的下降波，引起小范围内膜脱落，一般在 1~3 天内会自行结束，且量也很少，可以不必治疗，或给予对症止血治疗。

② 经前出血：产生的原因是黄体功能不足或是过早退

专家诊治 月经失调

医生对月经失调病人会进行哪些诊断治疗

131

化,不能支撑子宫内膜的持续分泌状态,导致一部分内膜提前脱落引起经前出血。治疗方法:a.促进卵泡发育成熟:在月经第5~10天服促排卵药物,如氯米芬,以达到促进卵胞发育的目的,改善随后的黄体功能。b.黄体功能替代疗法:在排卵日后,每天补充孕激素,如醋酸甲羟孕酮(安宫黄体酮)等,以维持正常黄体水平,避免内膜过早脱落。c.加强中期促黄体生成激素排卵峰及黄体功能持续刺激等方法,如出血前给绒毛膜促性腺激素等。

③ 月经期延长:产生的原因是新发育的卵泡,分泌雌激素不足,使内膜修复不良;也可能是黄体萎缩不全,造成血中雌、孕激素不能迅速下降,引起子宫内膜不规则脱卸。治疗方法:a.月经周期第5~7天起,给小剂量雌激素帮助内膜修复。b.在月经的黄体期(即月经来潮前2周)补充孕激素,使月经时内膜规则脱落。

④ 月经过多的处理(见下节单独介绍)。

对该病均采用针对性较强的激素治疗,用药时机及量必须恰到好处,专业性较强,必须在有经验的医师指导下应用,不可盲目用药。

治疗有排卵功血, 月经过多怎么办

如前所述,有排卵型功血主要症状是月经过多,但是必须排除病人存在有器质性疾病,如子宫肌瘤、子宫肌腺症、子宫内膜异位症及内膜息肉等。确诊为该病后,通常采用

以下治疗方法:

1. 药物治疗

① 萎缩子宫内膜的药物:口服 19 - 去甲基睾酮衍生物可以减少失血量,或放置释放 18 - 甲基炔诺酮的宫内避孕器,直接作用于内膜,使内膜变薄、月经减少。

② 中药治疗:可用化瘀止血类药物。

2. 手术治疗

① 子宫切除术:对药物治疗无效,或采用多种方式止血效果不良,年龄偏大又无生育要求的病人,可考虑手术切除子宫。

② 经宫腔镜子宫内膜切除:随着微创手术的进展及手术方式的成熟,对月经过多的病人,主张在宫腔镜下,由 B 超作监视,选用激光、微波或电凝的方法,破坏子宫内膜的功能层及部分基底层,使子宫内膜失去对卵巢性激素的反应,从而达到减少失血量,甚至闭经的效果。由于该法手术时间短、创伤小、恢复快,又不切除子宫,因而颇受病人青睐。有学者报道,用该方法治疗的 500 多例病人,术后观察 4~5 年,结果有 58% 术后闭经,只有 8% 术后月经过多。但另有报道,7% 的病人需要做第二次手术,5% 术后还需要切除子宫,个别报道有发生子宫内膜癌者。因此,选择该方法必须去有经验的医院,术前严格掌握指征,仔细做好术前检查,排除恶性病变,术后必须认真随访其远期结果,及时作出处理。

女性闭经的治疗

女性发生了闭经怎么办

对妇女的保健工作,应该从青春期前即开始。月经虽然是女性的正常生理现象,但是完成一次正常的月经,需要完成复杂的、精确的、多环节协同的过程,任何一个环节出了意外,包括社会环境、生活方式、精神状态等都会出现月经异常。因此,预防发生闭经也必须从多方面着手,针对个人不同条件,制订全身心的治疗及有针对性的去除病因的方案。

① 精神安慰及情绪疏导:如前所述,闭经与心理因素关系密切,无论是医生还是家属,应耐心爱护地听取病人介绍病史,使她在一个温馨关爱的环境中接受检查。对不同年龄段的女性应分别对待,如青少年时期,本身对月经的生理知识较缺乏,容易产生紧张不安及恐惧心理,加上紧张的学习气氛、来自家庭及学校的压力,可能会出现突然闭经。也有因盲目追求线条美,自行节食,甚至乱服减肥药等。因此,除了看病还应关心她们的心理精神状态,予以开导。

生育期妇女也会有诸如生活环境、工作紧张等诸多压力,更有因结婚多年未育,精神压力更大,便会出现闭经,甚至有假孕现象。有的已经做妈妈了，但在产后或流产后也可因一些不愉快的事情或受到强烈刺激造成突然闭经，这些均要分别对待，做好疏导。

② 针对闭经原因分别进行不同治疗（参见相关部分内容）。

③ 卵巢性闭经：卵巢性闭经不论是先天性还是后天性，都是原发于卵巢的功能衰竭，表现为无卵泡或已耗竭已损坏。因此，无法对病因进行治疗，也就是说，使其月经自然恢复的可能性极小。正在尝试的卵巢移植研究可能会有帮助，但是目前的治疗主要是针对性的补充性治疗，如采用促进生长、促进性征发育，诱导人工月经等激素替代的方法，以尽量减少症状。

④ 垂体、下丘脑性闭经：在病因治疗中，对过度减肥、过度运动等可给予心理治疗，某些肿瘤可酌情手术。另外，可应用内分泌药物的激素替代治疗，包括用雌、孕激素做人工周期或应用肾上腺皮质激素、甲状腺素等做针对性治疗。

其他一些特殊情况引起的闭经，如高催乳素血症、多囊卵巢综合征、卵巢早衰等将分别在有关章节中进行介绍。

痛经与经前综合征的治疗

患了原发性痛经应怎样治疗

原发性痛经主要是指生殖器官没有器质性病变所造成的痛经。要作诊断,必须排除生殖系统的疾病。除了仔细询问病史外,应做详细的体格检查,如 B 超,尤其是阴道超声波检查,能较好地帮助了解盆腔脏器的状况,有利及时发现一些疾病,必要时还可以做腹腔镜、宫腔镜及输卵管碘油造影等,以区别于继发性痛经。

① 原发性痛经的治疗对象:主要是针对中、重度的病人,首先应对病人进行有关月经知识的讲解,尤其是青春期少女,使她们了解这是一个生理过程,消除她们的顾虑,告知她们在月经期间应注意个人卫生,保持身心平和,放松心态,不必有过多的顾虑及约束,依然可以运动、娱乐,但应该适当注意休息,不能过分疲劳。

② 药物治疗:导致原发性痛经与机体内前列腺素的合成和分泌增加有关,药物首选前列腺素合成酶抑制剂,用以抑制前列腺素的作用,使子宫张力和收缩性下降,达到治疗目的。由于效果好,服用简单,不良反应少,在近几十年内已广泛用于治疗原发性痛经。吲哚美辛(消炎痛)是代表

性药物，只需在经期出现疼痛时，连服2天即可达到止痛效果。或者在月经刚来时，用吲哚美辛（消炎痛）栓剂塞于肛门深处，有时一枚即可达到目的。如剧烈疼痛已经出现后再给药，此时前列腺素已大量释放，药物较难控制了。也就是说，应该在月经刚来潮时，或月经将来，下腹已有坠痛先兆时用药，效果较好。

③ 口服避孕药：适用于有痛经，又有避孕要求的病人，口服避孕药可以有效制止疼痛。该药通过改变卵巢性激素的不平衡来抑制子宫收缩，达到止痛目的。

④ 中医中药及针灸治疗：对原发性痛经，尤其是未婚少女往往有较好的效果。

子宫内膜异位症的痛经应怎样治疗

子宫内膜异位症是十分常见的疾病。当听到病人主诉有继发性的痛经，也就是说，过去从来没有痛经而最近出现，且日见加剧，那么首先应该想到是子宫内膜异位症的可能。同时，经检查可发现子宫后倾、固定，在子宫壁后侧、子宫直肠凹内有明显的硬结，触痛明显；或者附件处有包块，子宫内膜异位症的可能性非常大了。通过超声波检查，常常可以在一侧或两侧附件处，探及单个或多个囊肿。

随着腹腔镜在妇科的推广与应用，对诊断子宫内膜异位症是最好、最可靠的方法。通过腹腔镜可以清晰地看到异位的子宫内膜病灶，对可疑的部位还可以进行活检及局部摘除。总之,只要有痛经、不孕的妇女,常常会有子宫内膜异位症可能,一般不会漏诊。确定为子宫内膜异位症后,可以用以下方法治疗:

① 药物治疗:治疗的原理是抑制激素的方法或对症治疗。采用抑制激素的治疗,可以使子宫内膜萎缩,同样也可使异位的内膜萎缩,继而造成异位病灶坏死吸收。常用药物有达那唑(丹那唑)、孕三烯酮(内美通)、GnRHa 及米非司酮(息隐)等。

② 手术治疗:当药物治疗无效,病灶继续存在甚至增大,附件的包块怀疑有恶性可能时;或伴有不孕症,希望同时获得治疗时,要考虑手术治疗。

手术方法:首选微创性的腹腔镜手术,从镜下可以处理小而表浅的病灶,切除或剥除卵巢内的子宫内膜异位囊肿,或在剧烈腹痛时,做骶前神经切除术。

怎样治疗因人工流产引起的痛经

据统计,人流后宫腔粘连的发生率大约有 1.37%。如病人因人流后闭经或月经过少伴痛经时,首先应注意存在宫腔粘连,可以让病人在月经应该来潮的日子里检查,可发现子宫稍增大,质地柔软。在阴道消毒后,试用探针进入宫颈管,再通入宫腔。如存在粘连,经过颈管或到达内口水平常会有阻力感,这时需轻轻分离、渐渐探入,直到通过粘连区,即刻可见有陈旧暗红的血迹流出。既得到了诊断,也达到了治疗的目的。若探入宫腔后,感到粘连范围较大,且排出血量不多,可改做宫腔镜检查,镜下往往可以清晰地发现粘连所在及其范围。在镜下仔细地——去除粘连,同时放置避孕环以防再度粘连,之后立即给用雌激素,作人工周期2~3次,促使子宫内膜生长,防止再次粘连。

病人在人工流产后发现异常,应尽早就医。在粘连比较疏松、还没有形成纤维化之前进行分离,手术比较简单,术后恢复也较理想。

该病应以预防为主,在人工流产前必须暂停房事。若有阴道炎症者,术前应给予抗生素预防感染,手术操作时动作更应轻柔,吸刮不宜过度。术后必须告知病人,若月经不来,或有腹痛,必须门诊检查。

怎样治疗经前综合征

该病的临床表现多种多样,严重程度有时也相差甚远,无法只用简单的方法或同一种药物进行治疗。医生必须在一个比较安静的环境内,耐心、细致地了解病人出现症状的起因变化,用关心、爱护的态度详细地询问这些症状的特点及严重度。在取得病人信赖的基础上,为她设计出个体化的治疗方案,并在实施一段时期后作及时调整,以求达到最大化的疗效。由于不少症状是属于精神方面的,因此情感支持应列在首位,在与病人的交谈中同情她们,爱护她们。为了使病人了解该病周期性发作的特点,应鼓励她们建立克服精神症状的勇气和信心。

这种精神安慰治疗在不少病人中会获得效果，同时可与病人家属进行有关该病的知识宣传，请他们一起关心和鼓励病人，谅解她们的情绪波动，这样可使病人不适的程度得到相应减低。

① 鼓励参加一定的运动、锻炼、放松训练等以分散她们的注意力。

② 饮食中要给高糖类、低蛋白质饮食。目前认为，患经前期综合征时食欲增加、易怒、神经过敏、疲劳以及雌、孕激素的周期变化，可能与糖代谢的影响有关。多摄入糖类及低蛋白的饮食，或多喝含糖类的饮料，可以改善经前紧张症的严重程度。同时必须限制盐的摄入，防止水钠潴留，以减少肿胀感，减少体重的增长。

③ 给予维生素 E 及维生素 B$_6$可以减轻症状。

总之，心理治疗、精神安慰，对该症具有极大缓解作用，病人、家属均要有耐心、有信心。药物治疗只适合上述治疗无效的病人，且必须听从有经验医生的治疗。

围绝经期的相关治疗

围绝经期妇女
应怎样进行保健

　　围绝经期是妇女一生中一个重要的阶段,从目前世界范围来看,绝经年龄在 45~55 岁之间。这个年龄段在我国各个领域,大多数妇女还活跃在第一线,在家中又是主要力量。然而,她们又面临着结束生育功能、逐渐进入绝经期这样一个新的生命阶段。也就是说,在今后的 30~40 年内,将会在身体、心理方面发生巨大变化,继而将处在低雌激素状态下生活。这对每一位围绝经期妇女而言,确实是一个转折。如何正确了解这一进程的发展,系统器官会有什么变化,如何早期预防一些疾病的出现等,这些知识需要普及,需由专职医生指导。做好围绝经期的保健十分重要。

　　① 加强保健知识的学习:提高围绝经期妇女的生活质量是该阶段保健的主要目的。为此,应该根据不同情况进行必要的医疗保健指导,内容包括传授绝经发生的原因及身体将会发生哪些变化等知识,使大家消除恐惧心理;介绍绝经前后怎样减轻症状的方法,怎样预防绝经后疾病发生的措施等。

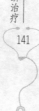

② 当围绝经期某些症状较明显,并对生活工作有所影响时,可给予对症治疗:a.月经紊乱的处理(详见"功血"的处理)。b.围绝经期症状的处理。可以选择对症的药物,或激素替代治疗(详见"激素替代治疗"内容)。

何谓激素替代治疗?
在哪些情况下需要使用

在绝经后以补充雌激素为中心,解决与雌激素不足相关健康问题的一种治疗方法,称为激素替代疗法(简称HRT)。

激素替代治疗的基本原则是进行生理性的补充,以保持健康的生理状况。在绝经过渡期,应该根据不同个体的卵巢功能及雌、孕激素缺乏的状况,及对调整月经的需要,给予激素替代治疗。一般在这一阶段以补充孕激素为主。到了绝经以后,以补充雌激素为主。因为绝经后出现的一系列变化均与雌激素的减少有关。但是,长期接受雌激素治疗会产生一些不良反应,表现为子宫内膜长期接受雌激素的作用,可刺激内膜细胞发生异常增生,进而可能会发展为癌。同时,长期使用雌激素也可诱导乳腺细胞的异常增生,会导致癌的发生。这是在激素替代治疗过程中,必须严格进行监护及引起高度警觉的现象。为此,是否要对围绝经期或绝经后妇女应用激素替代治疗,应该权衡利弊,请有资质的医生进行指导和监护,定期对乳房、子宫内膜及其他有关脏器进行检查,再根据需要补充一定量的激素。如此而行的激素替代治疗还是安全的。

在下述情况下，适合进行激素替代治疗：

① 围绝经期症状比较明显，已经影响日常的生活及工作时。

② 有骨质疏松或存在骨质疏松的危险因素时，如初潮晚、绝经早、做人工绝经者、长期缺乏运动、有烟酒嗜好者、有骨质疏松家族史等。在绝经期已有一次骨折者更应该补充。

③ 有缺血性心血管疾病时。

如有原因不明的阴道流血；有肿瘤高危因素者，尤其有乳腺癌、子宫内膜癌家族史者；严重肝、肾功能障碍，或在6个月内有明确血栓栓塞史者，如脑栓塞、冠状动脉栓塞等，应禁止使用激素替代治疗。

激素替代治疗
应怎样选择药物

所谓激素替代治疗，是指当卵巢功能不足、体内雌激素水平降低时，生理性地给予补充雌、孕激素，以保持健康状态。治疗的目的是使绝经后的女性减轻症状，恢复健康，而不是恢复青春。因此，对药物制剂的选择、给药途径及用药方式必须因人而异，也就是说，用药必须强调个体化。在激素替代治疗时，补充雌激素是一个重要手段。下面就常用的雌激素种类及给药途径，作一介绍。

1. 药物及剂型(雌激素制剂有天热及合成两大类)

① 天然制剂:a. 妊马雌酮(倍美力)结合雌激素用于激素替代的历史最久远。自 1942 年问世,至今已应用了 60 余年,该药口服吸收作用稳定、安全可靠。b. 戊酸雌二醇片(补佳乐):其结构为人体直接需要的雌二醇(E_2),通过肠道可迅速吸收。上述药物均为每天服 1 个剂量。

② 合成制剂:尼尔雌醇(维尼安)。它可在人体脂肪中储存,可缓慢释放,一般 15 天服用一次即可。

此外,还有把雌激素与孕激素制成的复合片,如诺更宁;把雌激素、孕激素、雄激素制成的复合片,如替勃龙(利维爱)等。

由于天然激素不会增加肝脏的代谢,而且应用现在的服药方法,可以直接测出体内雌激素活性,便于监测。因此,对需要长期以激素来替代治疗的病人,最佳选择的药物是天然制剂。

2. 给药途径

① 口服给药。

② 非肠道给药:a. 皮贴或凝胶:药物储存在贴敷的薄膜上,或在凝胶中,通过与皮肤的接触,从皮肤的淋巴管内缓慢吸收。b. 经阴道。药物涂布于阴道内,也通过淋巴管吸收。

非肠道给药的最大优点是避免了药物对肝脏的首过效应。当某些人存在肝、胆功能轻度异常,或有胆石症,或有消化道吸收障碍时,不用口服更妥当。另外,有些疾病,如高血压、糖尿病,用药应避免对肝、胆的刺激,或对代谢不利,选用皮贴或凝胶更合适。

激素替代治疗会增加
发生肿瘤的危险吗

雌激素的受体遍布于全身各个器官,长期服用雌激素是否会增加肿瘤的发生率成了广大病人的顾虑,也是医、药专家多年研究的课题。通过多年的研究,雌激素长期应用后对某些器官,会增加发生肿瘤的危险性。

① 子宫内膜癌:长期服用单一的雌激素会增加发病。20世纪60年代曾有过服用雌激素治疗的高峰,但是渐渐发现,在服雌激素的人群中,产生子宫内膜癌的病人增多。观察表明,若连续服用5年,发病的相对危险为5;若连续服到8年,增加到8.22。也就是说,把不用雌激素的同一年龄的女性患子宫内膜癌的危险定为1,那么服雌激素5年的女性,可能生癌的危险性为5;服满8年,上升至8.22。增加5~8倍。研究同时又发现,每个月中有12天同时服用孕激素,可避免子宫内膜增生,孕激素具有保护作用。

② 乳腺癌:这也是一种性激素依赖性肿瘤。研究证明,当连续应用雌激素超过5年,乳腺癌发生增加。如继续应用,危险性将继续增加。而且同时加用孕激素并不能避免癌症发生,甚至还和雌激素一起,增加乳腺细胞的分裂,表明孕激素没有保护作用。

绝经期妇女接受激素替代治疗时,首先应权衡利弊,掌握用药的适应证。也就是说,要考虑身体不适程度是否非用药物不可。如必须用药,应该在专业医生指导下,做好各项检查,制订个体化的用药方案,并定期复查,重点检查子宫内膜及乳房正常与否。对于那些有发生乳腺癌、子宫内膜癌高危因素的女性,或有明确家族史的病人,接受替代治疗必须慎重,或缩短用药时间。

患了骨质疏松怎么办

绝经后骨质疏松症的特点是骨的吸收超过骨的形成,以致骨量丢失。一旦形成骨质疏松症,采用目前的治疗方法均不可能使其逆转。因此,预防骨质疏松较治疗更为重要,或者说预防是最好的治疗方法。如果已经形成了骨质疏松症,治疗的目的仅仅是防止病情加重,减轻或控制疼痛,预防骨折或防止再次骨折,其预防的方法如下:

① 提高骨峰值:也就是提高骨的储备量,这要从儿童时期开始。注意合理的营养供给,保证摄入一定的钙,多饮牛奶是最方便、最有效的补钙手段。运动,尤其在青年时期坚持一定量的运动,对骨骼发育及骨量增加十分有利。运动在促使肌肉活动的同时,也刺激骨的形成,有利于提高骨峰值。

② 减少骨的丢失率:绝经期补充雌激素可以抑制骨吸收,对预防脊椎骨骨质丢失效果最好。但是,短期应用雌激素,达不到预防的作用,长期应用又存在一定的不良反应,如有周期性或不规则的阴道流血,长期应用会使乳腺癌、内膜癌的发病危险性增加等。如何掌握还需进一步研究。

此外,还可以应用降钙素、双磷酸盐类等骨吸收抑制剂。

引起月经失调，
还有
哪些特殊疾病

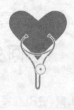

姓名 Name ＿＿＿＿＿＿＿ 性别 Sex ＿＿＿＿ 年龄 Age ＿＿＿＿＿＿＿

住址 Address ＿＿＿＿＿＿＿＿＿＿＿＿＿＿＿＿＿＿＿＿＿＿＿＿＿

电话 Tel ＿＿＿＿＿＿＿＿＿＿＿＿＿＿＿＿＿＿＿＿＿＿＿＿＿＿＿＿＿

住院号 Hospitalization Number ＿＿＿＿＿＿＿＿＿＿＿＿＿＿＿＿＿＿

X 线号 X-ray Number ＿＿＿＿＿＿＿＿＿＿＿＿＿＿＿＿＿＿＿＿＿

CT 或 MRI 号 CT or MRI Number ＿＿＿＿＿＿＿＿＿＿＿＿＿＿＿＿

药物过敏史 History of Drug Allergy ＿＿＿＿＿＿＿＿＿＿＿＿＿＿

高催乳素血症

高催乳素血症
为何会引起月经失调

催乳素（PRL）是一种激素,它可以促进乳腺腺泡小叶的生长发育及产后的乳汁分泌,是母亲为孩子出生后提供乳汁所必不可少的激素。在正常的月经周期,这一激素对于下丘脑－垂体－卵巢轴的功能也有很大影响。催乳素过高或过低皆可抑制卵泡的成熟及黄体功能。催乳素是女性所必需的生殖激素,在卵巢内卵子发育的微环境中起着重要调节作用。在正常情况下,测定血中催乳素有两种方法:放射免疫法[单位:毫国际单位/升（mIu/ml）]及酶免法测定[单位:纳克/毫升（ng/ml）]。一般以 880 毫国际单位/升及 20 纳克/毫升为未孕妇女的血催乳素正常高限。血内催乳素超过上述高限,尤其是 880~1 000 毫国际单位/升（mIu/ml）或 30 纳克/毫升（ng/ml）时,称为高催乳素血症。下丘脑垂体邻近部位的疾患,如肿瘤可以压迫相关部位,切断了催乳素抑制因子对催乳素的抑制作用,造成催乳素的大量分泌。过高的催乳素又反馈地作用于下丘脑,抑制垂体促性腺激素的作用,造成下丘脑－垂体－卵巢轴各位点的功能障碍,引起月经紊乱。高催乳素血症的病因,除了下丘脑及垂体疾病外,单发性甲状腺低下、肾功能不全及服用某些药物均可造成。在询问病史时需特别注意。

这里重点介绍哪些药物可引起催乳素升高。

① 多巴胺受体阻滞剂:如氯丙嗪、奋乃静、舒必利等中枢神经镇静剂,止吐剂如甲氧氯普胺(灭吐灵)也可直接与多巴胺结合,阻滞多巴胺的作用,促使催乳素的分泌与释放。

② 儿茶酚胺耗竭剂,如利舍平、甲基多巴等抗高血压药物。

③ 长期服用避孕药物。

④ 抗胃酸药物,如西咪替丁(甲氰咪胍)可促进催乳素分泌。

患了高催乳素血症会有哪些症状

高催乳素血症的特征性症状是不排卵及闭经,有的同时伴有不妊娠时的乳汁溢出,又称为"闭经、溢乳综合征",它的主要症状:

① 出现催乳激素分泌过度的症状:a.85%的病人有月经紊乱。在青春期前或刚刚进入青春期的女孩,可出现原发性闭经;生育期后发生的,表现为月经过少,月经间隔时间延长,甚至3~4个月来一次,或者出现无排卵性月经(症状见"无排卵性功血");严重时还有继发性闭经。由于没

有排卵,还会造成不孕及不育。b. 催乳素升高后卵巢功能受到抑制,处于低雌激素状态。时间一长,引起生殖器萎缩,性欲减低及性生活困难。c. 有70%～98%的病人出现异常泌乳,是该病的特征之一,但泌乳的量并不与催乳素的血内浓度成正比。d. 多毛。约有40%存在多毛,这与催乳素刺激雄激素增高有关。

② 出现一些与肿瘤压迫有关的症状:如头痛、视野缺损、视力障碍、肥胖、嗜睡等现象。

发现月经稀少,甚至闭经伴有异常泌乳时,必须测定血中催乳素值,以便及时发现高催乳素血症。

患了高催乳素血症需进行哪些项目检查

1. 实验室检查

① 血催乳素水平测定:催乳素的分泌是昼夜呈波动状,上午9:00～10:00 点最低,在夜间睡眠时升高,凌晨2:00～6:00点最高。影响分泌的因素很多,如激动、紧张、运动等,甚至抽血也会使催乳素升高。因此抽血最好在上午9:00～10:00 点,到达医院后静坐 20 分钟后再采血,使其更正确。确定高催乳素血症的标准为大于880 毫国际单位/升或大于30 纳克/毫升。

② 血促卵泡成熟激素、促黄体生成激素检查:可以正常或偏低。

③ 血雌激素检查:可以正常或偏低,如得病久未获控

制,雌激素可达围绝经期水平。

④ 其他内分泌检查:尤其需检查甲状腺功能有无低下与肾上腺皮质功能有无亢进。

2. 影像学检查

主要目的是排除生长在蝶鞍区的占位性病变。可通过高分辨力 CT 及核磁共振检查以了解垂体肿瘤的大小、位置及与周围脑组织的关系等。脑垂体肿瘤的治疗手段选择与上述因素密切相关,因而必须有正确的估计。

3. 视野检查

如有肿瘤或高度怀疑肿瘤存在时,可以做视野检查。这是一种简单、低廉、有价值的检查方法,对确定垂体瘤是否侵犯和(或)压迫视交叉、扩展部位等的检查,具有十分重要意义。

怎样确诊高催乳素血症的病因

高催乳素血症是一种症状的诊断,只要病人有月经稀少,甚至闭经或伴有溢乳,血液内分泌检查发现催乳素升高,即可诊断为高催乳素血症。然而,该病可以由多种原因造成,针对不同病因采用的治疗手段完全不同。不能满足于只找到催乳素升高这一现象,应进一步确诊致病的原因。

① 首先排除由于哺乳、精神高度紧张、某些药物的应用所造成的血中催乳素升高。这是暂时性的,只要改变了上述状态,催乳素分泌即可逐渐恢复正常。因此,对上述病史的询问十分重要,既可避免加重病人对疾病的紧张或焦

虑,也可避免无谓的药物治疗。

② 鉴别诊断的重点是了解有无垂体肿瘤的存在:根据典型的症状及催乳素持续性异常升高,再通过 CT 及核磁共振检查,一般能够发现病因。这时需要与脑外科医生共同商讨如何给予恰当的处理。

③ 除了上述两种情况后,应对有无甲状腺功能低下及肾上腺皮质亢进做进一步检查,也可能会发现存在异位的(即不生长在垂体蝶鞍部,而存在于其他部位)催乳素分泌瘤等。

④ 最后实在无法找到原因,而催乳素一直处在 60～100 纳克/毫升(ng/ml),且表现有典型症状时,可归为持续性高催乳素血症。这些病人必须长期复查,因为部分病人还是有发展为垂体瘤的可能。经多次测定,血催乳素在小于 40 纳克/毫升(ng/ml)时,经过一段时间,有的会自动降至正常。当超过 100 纳克/毫升(ng/ml)时,可能会持续不降或发展成垂体微腺瘤。

患了高催乳素血症应怎样治疗

正如上一节所说,高催乳素血症的治疗需要根据其病因来决定。如是原发性甲状腺功能低下,可补充甲状腺素;异位的高催乳素瘤,应酌情手术;药物引起者,可酌情减量或停药。这里重点介绍垂体微腺瘤的治疗方法,目的是缩小瘤体、解除肿瘤压迫及纠正紊乱的内分泌。

① 药物治疗:对垂体微腺瘤,目前已经开发出了十分有效的药物,最常用且已有数十年的治疗历史的是溴隐亭。它能有效地抑制催乳素的合成、分泌,对持续性高催乳素血症及垂体微腺瘤引起的催乳素水平升高,有确定的疗效。80％高催乳素血症病人经治疗后,催乳素恢复正常;90％以上的闭经病人,月经可恢复且出现排卵。有关溴隐亭的应用,将在下节详细叙述。后来又开发出较溴隐亭作用更强、效果维持更长的药物——诺果宁,可适用于垂体催乳素大腺瘤及对溴隐亭耐药或无法耐受溴隐亭不良反应的病人。

在应用上述药物时,可以同时服用维生素 B_6,能起到协同作用。

② 手术治疗:主要针对垂体大腺瘤。当肿瘤生长迅速,药物控制不理想,出现明显压迫症状,如头痛、呕吐、视野异常时,可改为手术治疗。但是,垂体催乳素瘤的特点是,没有包膜、与周围正常脑组织界限不清楚,切除肿瘤时可发生诸多并发症,如不可逆性视力障碍、下丘脑损伤、垂体损伤造成垂体功能低下等。手术也可造成脑脊液溢漏,而且单纯手术复发率高。目前一般并不主张单纯手术治疗,除非药物控制不理想、肿瘤生长迅速时,可用药物加手术联合治疗。

③ 放射治疗:放射治疗对垂体催乳素瘤是敏感的。它能有效地控制肿瘤,控制率达到93％,有73％的病人血催乳素降至正常水平。它的缺点是显效慢,还会造成对周围组织的放射性损伤,引起垂体功能低下、视神经损伤等。目

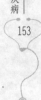

前不主张单纯放疗，它只适用于药物不能坚持、不能忍受，又不愿手术或不能忍受手术的年老体弱病人。

总之，目前对垂体催乳素瘤，尤其是没有并发症的病人，主张应用多巴胺促进剂治疗。但由于该病还存在耐药性及停药后反跳，只有10％的病人停药后可长期保持正常。对难治、有并发症、多次反跳的病人，如何采用药物＋手术、药物＋放疗等治疗方法正在进一步研究，以求获得最理想治疗手段。

溴隐亭是治疗高催乳素血症的首选药吗

下丘脑－垂体激素的分泌，受多种神经传递物质的调控。它们大多是生物胺类，可以对垂体激素起兴奋或抑制作用。多巴胺可作用于垂体分泌催乳素细胞膜上的Ⅱ型多巴胺受体，从而抑制催乳素的合成与释放，溴隐亭是一种作用比多巴胺更强、更持久的多巴胺受体激动剂，从而有效地抑制催乳素的合成及分泌。由于它只需口服，疗效确切，90％以上的闭经病人月经可恢复并出现排卵，80％病人溢乳消失，妊娠率也高，且可以使垂体瘤缩小，因而成为高催乳素血症的首选药物。由于只有10％的病人血催乳素可长期保持在正常水平，大部分病人只能通过重复服药来达到治疗目的。病人需要摸索一个能使自己的血催乳素维持正常水平的最低有效剂量，以便长期服用。溴隐亭也存在着一些缺点。

① 停药后的反跳现象：口服溴隐亭后 2 小时，血中催乳素开始下降，8 小时左右作用最强，维持 24 小时连续服药，4 个月可使血催乳素下降至最大程度。但停药后 2 个月，又会回复到原来水平。

② 具有一定的不良反应：a. 主要表现在服药后出现低血压，疲乏无力。b. 部分病人有明显的胃肠道反应，表现为胃部不适、疼痛、恶心呕吐等。c. 大剂量服用时，可出现不自主的躯体运动及血管痉挛，尤以面部、舌、上肢、双手更为明显。

③ 出现耐药性：有些病人尽管已经服用了足够的治疗剂量，疗程已达到 3 个月，但催乳素仍处高水平，且有卵巢功能低下症状。

对此可以先用小剂量 1.25~2.5 毫克，每天 1 次，若没有明显反应，逐渐加量。如 2~3 天无反应，再加量，最后达到 2.5 毫克，每天 2~3 次的维持剂量。服药 6~8 周，月经就能恢复。在服药期间定期复查血催乳素，以引导用药的剂量，摸索最低的有效维持剂量。为了减少胃肠道反应，可在进餐中服药。在服药期间最好能避孕，因为妊娠期垂体催乳素瘤会增大，从而产生压迫症状。因此，最好在用药期间先避孕 2~3 个月，使垂体瘤缩小后再妊娠。一旦妊娠，早期因血中催乳素水平迅速上升，还需继续服用溴隐亭，到妊娠中期才能酌情减量或停药。必须强调，对妊娠妇女的停药期必须严密监控。目前还未发现溴隐亭有致畸作用。

患了高催乳素血症后
还能怀孕吗

高催乳素血症病人引起的不孕是常见的症状之一。产生不孕的原因,主要与卵巢的功能改变有关。当血中催乳素升高后,抑制了下丘脑及垂体产生促性腺激素,于是卵巢中的卵泡无法得到发育及成熟信号,以至不产生排卵,造成不孕或不育。一旦通过药物控制了过高的血催乳素浓度,下丘脑 – 垂体 – 卵巢轴又渐渐恢复正常功能,可出现正常月经;恢复妊娠能力也不是不可能的。经常会发现在治疗过程中病人突然怀孕了,这原本应该是一件喜事,但是在研究中观察到,有催乳素瘤的妇女在妊娠早期,血中催乳素水平因雌激素的作用会明显增加,到妊娠中晚期与正常妊娠相似。一旦妊娠,垂体微腺瘤可能增大,尤其是大的肿瘤,病人会出现头痛、视力障碍等,这时就有可能要求孕妇做CT 或核磁共振检查,有时要加大溴隐亭用量,少数孕妇甚至为了挽回视力而被迫手术等。现在主张只生一个孩子,因此建议在刚开始用药的前 2~3 个月,应进行有效的避孕,以免一旦妊娠,还要做核磁共振及服药,将对病人增加不必要的顾虑及紧张,故以等待瘤体缩小后再妊娠为妥。

在妊娠期是否可以服药。这个问题,需视具体情况而掌握。一般在因其他原因需服溴隐亭时(如帕金森症、肢端肥大症等),一旦怀孕即应停药。如有垂体瘤时,由于早孕时催乳素有明显增高,垂体瘤会有增大,因此在妊娠早期应

专家诊治

ZHUANJIA ZHENZHI YUEJING SHITIAO

月经失调

156

继续应用溴隐亭，以控制垂体瘤的生长。若催乳素维持在一定的低水平，视野检查正常，到妊娠中期可酌情慢慢地减少药量，直至停药。应强调的是，对孕妇撤药，必须得到医生同意，并在医生严密监控下实施。所幸的是，到目前为止尚未发现溴隐亭有明显的致畸作用。

血催乳素治疗后，应怎样恢复卵巢的功能

一般而言，在血催乳素浓度控制正常后，月经会正常，卵巢功能也会渐渐恢复。但假如在血催乳素正常后2~3个月，仍未见卵巢功能恢复，应想到可能是垂体大腺瘤破坏了垂体组织，或有其他因素。此时，应选用促进卵巢功能恢复的方法进行治疗。

① 促排卵治疗：方法与前面介绍的促排卵相同，可以用枸橼酸氯米芬（克罗米芬）或三苯氧胺，促使下丘脑垂体卵巢功能的恢复。

② 促性腺激素治疗：如用一般促排卵药物无效时，应考虑垂体组织遭到破坏，这时可用外源性促卵泡成熟激素及促黄体生成激素替代治疗（如纯促卵泡成熟素、促卵泡成熟激素或促性腺激素释放激素等），并用绒毛膜促性腺激素诱发排卵。

在这方面治疗需有较高专业性，病人必须到有妇科内分泌专科的门诊就诊，在医生指导下进行治疗。

高催乳素血症病人
为何需长期随访

目前对于高催乳素血症,尤其是垂体瘤,绝大多数采用多巴胺促进剂(如溴隐亭)来达到治疗目的并恢复月经,甚至获得妊娠。但是,正如前面所述,在药物应用过程中,剂量必须因人而异,因每个人血中催乳素值会有高低。同时,药物还存在一定不良反应,为了达到服用尽可能小的剂量。最小的不良反应以实现最大的满意疗效,在整个治疗过程中要求病人了解疾病的原因、目前状况及治疗的目的,并随时检测血中催乳素水平。因此,病人需要随时与医生进行沟通,并仔细地寻找最适合自己病情的药物维持量,定期去医院随访。

需要强调的是,部分高催乳素血症病人,其月经规律及生殖功能是正常的,而血催乳素升高与大分子催乳素有关,这类特发性高催乳素血症病人数年后有可能发展成垂体微腺瘤。故必须长期到医院随访,那些带瘤妊娠的病人,经过分娩后常会复发,垂体瘤手术及放疗后也会复发,也必须定期到医院做血中催乳素测定及垂体部 CT 扫描,以便及时发现肿瘤复发并及时制订合理的第二次治疗方案。总之,得了该症必须长期去医院做定期复查随访,以确保高催乳素血症的彻底康复。

多囊卵巢综合征

多囊卵巢综合征
是怎样引起月经失调的

多囊卵巢综合征（PCOS）是妇科内分泌疾病中最常见的疾病之一。涉及下丘脑、垂体、卵巢，以及肾上腺、胰腺及遗传等诸多因素，涉及面广，生化改变、发病机制及临床表现也很复杂。它的发病原因还不太明了，同时该病好发于年轻、在青春期前后的女孩，成为妇科内分泌领域中最复杂的研究热点。

早在100多年前，已有人发现某些闭经的女性，她们的卵巢呈多囊性变化。1935年，有学者发现闭经、多毛、肥胖的病人，她们的卵巢往往增大而且呈多囊性，剖腹探查时发现卵巢增大，经部分卵巢切除后，大多数人月经来潮，甚至怀了孕。这一诊断及治疗方法在几十年中曾被广泛采用。但是随着病例的增多，发现上述规律并非千篇一律，病人的月经改变可以表现为多和多样，甚至可以有正常的月经，有的病人也并无肥胖及多毛。相反，具有闭经、肥胖、多毛的病人卵巢并未增大，也没有多囊性变化（即是没有多囊卵巢综合征），说明多囊卵巢综合征具有多样性、异质性。由于该病的发病机制、疾病规律还没有全部阐明，因而对诊断标准及治疗对策方面，必然存在不少有争议及未搞清的问题，也就无法用简单语言来概括什么是多囊卵巢综合征，甚至对该症的命名也有争议。因为有的病人卵巢并没有多囊化。下面介绍一些大家比较一致的观点。

多囊卵巢综合征是指在青春期前后发生，由于卵巢卵泡内膜细胞的良性增生，引起了雄激素分泌过多，从而造成月经紊乱、持续性排卵障碍、高雄激素症状及卵巢的多囊化等现象，这是一种综合病症。该症雄激素增多的原因是多方面的，除了卵巢雄激素合成增多外，肾上腺的雄激素过度分泌也是形成该症的原因。

总之，多囊卵巢综合征是一个多病因引起的最终表现。它与女性青春期所发生的变化十分相似，因此有学者认为多囊卵巢综合征病人是青春期的扩大化，有的干脆称其为"超青春期"或"青春期亢进"。

多囊卵巢综合征
是妇科常见疾病吗

多囊卵巢综合征是十分常见的妇科内分泌疾病，虽然目前没有有关中国女性人群的普查资料，但据国外报道，在育龄期妇女中多囊卵巢综合征的患病率为 5%~10%。国内有医院报道，在闭经病人中 20% 是多囊卵巢综合征，而进行辅助生育技术助孕的病人中，有一半为多囊卵巢综合征。在因月经失调就诊的年轻女孩中，不少是因多囊卵巢综合征而引起的。

发生多囊卵巢综合征的病理变化十分复杂，多个系统，多种疾病最终都可以演变成多囊卵巢综合征。最常见的有：

① 在卵巢和肾上腺皮质中，雄激素生成及分泌过多：测定多囊卵巢综合征病人卵巢静脉中的雄激素，发现比外周血中高出 4 倍，比正常女性外周血高出 40 倍，说明过高的雄激素由卵巢生成过多所造成。另外，当肾上腺皮质醇与雄激素的分泌不协调，也造成多囊卵巢综合征中的雄激素过高。

② 促性腺激素分泌不协调时，可以发生多囊卵巢综合征：主要表现在促黄体生成激素分泌过高，促卵泡成熟激素分泌相对不足。

③ 胰岛素抵抗及高胰岛素血症：如外周组织对胰岛素的敏感性降低，使胰岛素的作用降低或有高胰岛素血症。在正常胰岛素水平时，糖不能得到充分利用，造成空腹或餐后血糖增高，于是胰岛素只能更多分泌才能使葡萄血糖降下来。部分多囊卵巢综合征病人就有胰岛素的上述变化。

④ 其他：如生长激素、催乳素、神经肽也与多囊卵巢综合征的发生有关。

可见机体多种激素发生异常时，均可导致多囊卵巢综合征的发生。

患了多囊卵巢综合征会有哪些症状

多囊卵巢综合征大多在青春期发生，月经初潮年龄也大多正常,各种症状多数在初潮前或后不久陆陆续续出现。表明在发病时,下丘脑－垂体－卵巢轴的周期性功能尚未完全建立,病人大多有以下症状:

① 月经与排卵不正常,有的伴有不孕症:这是该症的主要表现,也是促使病人就诊的主要原因。月经异常以稀发为最多见,其次表现为闭经及功能失调性子宫出血。由于排卵障碍常会引起不育,有的即使怀孕,也因促黄体生成激素(LH)过高而造成流产。

② 高雄激素症状:表现为多毛、痤疮及其他男性化症状。多囊卵巢综合征病人多毛的原因是雄激素过高,发生率达病人的70％,也是该症特征之一。表现为面部及躯体表面如在唇上、下颌及乳晕周围,脐下正中线处,大腿根部等处多毛,且粗长而硬,颜色深。但是,多毛的程度与血中雄激素增高的水平并不一致,有的雄激素水平很高而多毛现象并不太严重,有的雄激素只是轻度升高却出现明显的多毛。这可能是不同病人对雄激素有不同的对抗作用,也可以是局部受体量不相同的缘故。

另一个高雄激素的症状是引起痤疮,它与双氢睾酮的刺激、皮脂腺分泌过盛有关。多囊卵巢综合征时的痤疮多见于面部(前额及双颊),也可分布在胸背及肩部,轻度时呈粉刺状,严重时可出现大量囊性结节性痤疮。

有少数病人可表现在形体上,如肌肉发达、乳房平坦、声调低沉等男性化体征。

③ 肥胖:也是一个常见症状,约有40％病人出现肥胖。

④ 卵巢增大且呈多囊状:妇科检查时,可发现两侧卵

巢增大，一般认为超过正常卵巢最大直径 1 倍时有意义。但由于病人往往很年轻，没有结过婚，又因肥胖使腹壁脂肪肥厚，大多数病人妇科检查可能发现不了问题。现在可用超声波协助检查。

总之，当一个青春期少女出现月经稀少或闭经，同时有多毛、痤疮、肥胖等症状时，必须高度重视，以便及时查出原因。一旦确诊为多囊卵巢综合征后，经过正确恰当的治疗，症状很快会得到控制。切忌因疏忽造成较长时期的改变，恢复的时期也将更长。

患了多囊卵巢综合征
内分泌会有哪些异常

多囊卵巢综合征是一种"超青春期"的变化，由众多病因造成。诊断中测定血液中各内分泌的变化十分重要，怀疑该病时，除了常规测定雌二醇（E_2）、促卵泡成熟激素（FSH）、促黄体生成激素（LH）、催乳素（PRL）、孕酮（P）外，测量雄激素要全面，包括总睾酮（T）、双羟睾酮（DHT）、雄烯二酮（A_2）、脱氢表雄酮（DHEA）（在肾上腺特有）等，还应测定雌酮（E_1）、胰岛素、肾素等项目。该病主要表现有：

① 高雄激素血症：病人体内各种形式的雄激素、总睾酮、双氧睾酮、雄烯二酮、脱氢表雄酮等全面升高，形成了高雄激素血症。

② 高雌酮血症：在代谢过程中，雌激素由雌酮转化而

来,部分可直接来自睾酮。多囊卵巢综合征病人卵巢中分泌的雌激素量不高,且处在早卵泡期水平,但是血中升高的雄激素——睾酮却在外周组织中大量转化成雌酮,尤其是在肥胖者,在脂肪中更多,结果雌酮/雌二醇大于1(正常妇女小于1),造成高雌酮血症。

③ 促黄体生成激素与促卵泡成熟激素比例异常:表现在卵泡期促黄体生成激素浓度过高,达大于等于10国际单位/升(正常在5左右)。促卵泡成熟激素相对低下。结果促黄体生成激素/促卵泡成熟激素比值 LH/FSH 大于2~3。

④ 高胰岛素血症:病人空腹血胰岛素增高,它与雄激素增高有关。在做糖耐量试验时,胰岛素反应高亢,血糖反应正常。

⑤ 其他。如血中催乳素及肾素增高。

超声波检查多囊卵巢综合征有哪些优点

目前,超声波检查的手段日益先进,尤其是高分辨的阴道超声检查的临床应用,已成为观察卵巢形态、大小、诊断多囊卵巢综合征的重要手段。

有学者测定,进入青春期,发育成熟的卵巢直径为5.4±1.6厘米。在每次月经刚结束,进入早卵泡期时,可以见到许多小卵泡,主要分布在卵巢边缘,但是不会超过5个。到第7天出现一个相对较大的卵泡,逐渐发展成为优势卵泡。到第13天(排卵前),可超过17毫米。到排卵时突然缩小,提示卵泡排出。患多囊卵巢综合征后,卵巢明显增大,直径平均为9.8厘米,卵泡数大于5,卵泡直径小于10毫米,没有优势卵泡。

用彩色多普勒"B"超可以测出卵巢内小血管血流量及流速。患多囊卵巢综合征时,血流量明显较正常妇女偏高,间质血管中的血流指数则下降。

通过超声波检查,可发现患多囊卵巢综合征的卵巢体积增大,在排卵期卵巢中不能看到优势卵泡,只见直径小于10毫米的小卵泡大于5个;同时,卵巢血管内血流加速和血管间质的阻力降低。对符合上述变化的病人,尤其是测出卵巢间质的低阻力指数,对作出多囊卵巢综合征的结论,准确性可达95%左右。

诊断多囊卵巢综合征 需符合哪些条件

由于多囊卵巢综合征的表现是多种征象及激素变化的综合体,缺乏独特性,在各个病人中存在着较大差异,因此对于诊断标准至今还存在着分歧。各国学者特别强调,有多囊卵巢不一定就是多囊卵巢综合征。前面已经介绍了多囊卵巢综合征出现的症状及体征,从生化测定中可见到激素的变化,归纳如下:

① 临床症状:主要是排卵异常,如无排卵或稀发排卵,表现为月经稀发过少,甚至闭经;同时可能有多毛、肥胖、痤疮和不育。

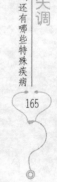

② 生化测定结果：以高雄激素作为主要指标，而 b 及 c 为次要指标。a. 雄激素：总睾酮大于 3.5 毫摩/升（大于 80 纳克/毫升）；b. 促黄体生成激素大于 10 国际单位/升，促黄体生成激素/促卵泡成熟激素大于等于 2~3。c. 胰岛素：空腹血糖/空腹胰岛素小于 3.0 为高胰岛素血症的界线。

③ 超声波检查：诊断符合多囊卵巢的特征为：卵巢内直径 2~8 厘米的，小卵泡大于 8~10 个，排列在卵巢间质四周。

经过学术界多次探讨，认为多囊卵巢综合征的诊断标准至少要符合以下几种情况：

① 有临床症状及激素测定的生化参数异常，或临床症状及 B 超显示有多囊卵巢。

② 排除其他引起高雄激素血症的疾病，如肾上腺皮质亢进症、高催乳素血症及肾上腺肿瘤等。

③ 在激素测定中有高雄激素表现，并伴有促黄体生成激素升高或胰岛素升高。

多囊卵巢综合征
需与哪些疾病相鉴别

需要与多囊卵巢综合征鉴别的是由其他原因引起的闭经、持续不排卵和高雄激素血症，如下丘脑闭经、肾上腺皮质增生症、皮质醇增多症等。

① 下丘脑闭经：多囊卵巢综合征只表现为闭经、无排

卵,但无多毛、肥胖,且血中促黄体生成激素、总睾酮水平正常时,很容易诊断为下丘脑性闭经。这时做促性腺激素释放激素兴奋试验,若表现为促黄体生成激素反应高,可确认为多囊卵巢综合征。

② 肾上腺皮质醇增多症:也可以出现闭经、肥胖,但这一疾病有特征性体征,如满月脸、水牛背等,且做肾上腺超声或头颅 CT、核磁共振检查,可发现占位性病变。

③ 高催乳素血症:虽然大多表现为闭经,但是高催乳素血症有明显的催乳素升高及促卵泡成熟激素、促黄体生成激素低下。应该是容易区分的。

④ 其他引起卵巢排卵障碍的疾病:如小卵泡散在间质内的间质卵泡增生症等,其促黄体生成激素水平低于正常,且发病年龄偏大。

总之,当有病人出现上述症状及体征时,必须将检查结果进行综合判断,仔细对照检验结果及症状间的相关性,再作最后的诊断。

多囊卵巢综合征会引起哪些疾病

① 合并肿瘤:多囊卵巢综合征的疾病基础是长期闭经、不排卵,雌酮长期处于高水平。这些异常会直接波及子宫内膜的变化。由于子宫内膜只得到雌激素的作用,没有孕激素作对抗,使其一直处于增生状态,会增加子宫内膜癌的危险性。

对于多囊卵巢综合征与乳腺癌的关系尚未确定。有报道称,这与高胰岛素及对胰岛素抵抗有关,应引起警惕。

② 引起心血管疾病:a. 在多囊卵巢综合征病人中,有75%是肥胖者,并均有高胰岛素血症。这种病人血脂代谢的异常表现在三酰甘油、总胆固醇及低密度胆固醇均升高,而高密度胆固醇却减低。而且,胰岛素水平越高,降得越低;再加上血中雄激素水平本身就高,更造成了对脂蛋白代谢的不良影响。b. 高胰岛素可直接刺激动脉,形成动脉粥样斑块。c. 合并高血压的病人较同龄人高出4倍。d. 血液的流动速度及循环方面的变化有老龄化表现。这些变化使病人成为冠心病的好发者,且使冠心病发病年龄年轻化。

③ 多囊卵巢综合征病人有高胰岛素血症,胰岛素抵抗及肥胖,容易发展成为隐性糖尿病。

上述几种远期并发症,都是严重影响寿命的疾患。因此,发现多囊卵巢综合征后不能听之任之,不能因为已经有了孩子,年龄也渐渐超过40岁,认为至多不来月经,胖一点也无所谓。必须加强随访检查,及时进行有效的治疗。

患了多囊卵巢综合征怎么办

多囊卵巢综合征的病因复杂,发病机制至今尚未搞清,还没有找到根治的方法。

目前,主要是针对病人的排卵障碍及不育症给予治疗。无论是最早的卵巢楔形切除,还是目前的腹腔镜下手术、体外受精—胚胎移植及抗雄激素、抗胰岛素等药物治疗,主要是针对病人的排卵障碍及不育症。随着医学科学的不断发展,将会有更好的治疗方法与措施。

尤其是需提醒的是:得了多囊卵巢综合征后,病人长期受单一雌激素的影响,且处在高雄激素、高胰岛素状态下,容易引起子宫内膜癌、心血管疾病及糖尿病,需更引起大家的重视。

多囊卵巢综合征病人采用促排卵法进行治疗有效吗

多囊卵巢综合征的病理变化很像青春期的生理变化。青春早期性腺调节轴刚刚建立,垂体中促黄体生成激素对促性腺激素的释放激素反应逐渐增强,若促黄体生成激素分泌量过高,较正常青春期亢奋,影响卵巢内卵泡的成熟及排卵,造成排卵障碍甚至闭经。因此,解决排卵问题对多囊卵巢综合征的治疗有很大意义。

为了促进排卵,治疗不育常用以下方法。

① 药物治疗:这是多囊卵巢综合征的首选治疗方法。在对各种药物的选择中,一般先选择作用在低级中枢的药物,再逐步升级,如先用具有弱雌激素作用的枸橼酸氯米芬(克罗米芬),无效时改用促性腺激素的绝经期促性腺激素(HMG),再升级用脉冲式促性腺激素释放激素(GnRH)等。A. 枸橼酸氯米芬(法地兰):具有弱的雌激素作用,可刺激卵泡排卵,一般在下述情况下才能使用:a. 无排卵或稀

发排卵导致不育,要求怀孕,血的催乳素正常。b. 不排卵引起月经紊乱。c. 与促卵泡成熟激素合用。但妊娠或有肝脏疾病及有不明原因的子宫出血时,不能使用。B. 促性腺激素:绝经后妇女尿中含有大量的促黄体生成激素及促卵泡成熟激素。可提取而制成绝经后促性腺激素(HMG)。该药在治疗过程中,可能导致卵巢过度刺激综合征及多胎妊娠等,必须严格对血中雌二醇水平及卵泡大小进行监测,因而必须经有经验的医生给药及监测。C. 脉冲式促性腺激素释放激素(GnRH)。比较安全,也容易监测,妊娠率较高,但对多囊卵巢综合征的疗效不如前两种。

② 手术治疗(见有关章节)。

③ 助孕技术应用(略)。

何谓卵巢过度刺激综合征

用促性腺激素治疗多囊卵巢综合征时,有的病人可能出现腹胀、腹部不适、体重急剧增加、恶心呕吐等症状,做体格检查发现伴有腹水,甚至胸腔积液,卵巢也有过度增大,这些现象称为卵巢过度刺激综合征,是在用绝经期促性腺激素时最严重也是较常见的并发症。绝经期促性腺激素含有的促黄体生成激素及促卵泡成熟激素,直接作用在卵泡,刺激卵泡合成雌激素,若卵巢分泌的雌激素过多,使大量卵泡黄体化可造成人体内毛细血管通透性增高,血管内液体转移到了组织间隙中,于是卵巢过分增大,并有体重增加及腹水、胸水出现。因此,用绝经期促性腺激素必须十分慎重,每天严格进行雌激素值的监测,当天了解结果,使雌二醇控制在 0.5~1 微克/毫升之间,同时以 B 超测定卵泡的值,在卵泡直径超过 1.4~1.6 厘米时,雌二醇用量必须低于 0.2 微克/毫升。若治疗中出现卵巢直径虽在 5 厘米之内,但有明显腹胀及腹部不适时,表示已经有轻度的卵巢过度刺激,需密切注意。一旦体重增加超过原来体重 4 000 克,卵巢直径已达到 5~10 厘米,且出现腹水时,已属中度过度,需立即住院观察治疗。除了绝经期促性腺激素,应用促卵泡成熟激素也会出现这种并发症。

促进排卵的治疗是专业性很强的治疗方法,有一定的适应证,也会发生并发症,尤其是绝经期促性腺激素,在肥胖的多囊卵巢综合征病人,有时用低剂量的绝经期促性腺激素也会引起中度的过度刺激症。病人必须听从有经验的医生,在严格观察、严密监护下用药,以免造成不必要的危险事件。

多囊卵巢综合征可采用手术治疗吗

早在 20 世纪初,有两位著名学者对一位存在继发闭经、多毛肥胖,同时伴有双侧卵巢增大的病人做开腹探查,见双侧卵巢为多囊性,于是做了双侧楔形切除。术后病人获得极好效果:月经变得规则了,而且不育症的病人怀孕了。于是在 20 世纪 30 年代后,一直到 60 年代,卵巢楔形切除曾经成为治疗多囊卵巢综合征的主要方法。

手术为什么能使卵巢功能恢复呢？这可能与以下的原因有关：

① 把增厚的卵巢包膜切开后，减低了卵巢的张力，便于排卵。

② 缩小了卵巢体积，减低了垂体促性腺激素对卵巢的过度敏感。

③ 使垂体促性腺激素集中作用在较少的卵泡上，可以更有效地排卵。

④ 手术使卵巢生成的雄激素突然减少，抑制力量弱了，垂体促性腺激素可促成排卵。

但是，手术毕竟要打开腹腔，对于年轻女性，尤其是尚未结婚的女孩，会有较大的顾虑，而且进行开腹手术还会引起腹腔内的粘连现象，包括输卵管周围粘连、肠粘连及腹腔广泛粘连。术后再次复发闭经和月经稀发的机会也很多，因此一度很少采用。近年来，随着微创手术的开展，在腹腔镜下做卵巢楔形切除的方法又被采用。

手术方法是做卵泡伤灼及楔形切除。该方法可以代替开腹手术，方法简单，损伤小，恢复快，且术后粘连很少发生。其疗效可以与用绝经期促性腺激素及纯促卵泡成熟激素相仿，又不会造成卵巢过度刺激的危险，因此较多地被病人所接受。何况在合并不育的病人中还有部分可能伴有子宫内膜异位症，或输卵管周围粘连等疾病，这些疾病在腹腔镜中也可一并解决，目前已基本替代了开腹术。

对不准备怀孕的
~ 多囊卵巢综合征病人, ~
可用哪些药物治疗

对于不准备怀孕的病人,首选的不是促进排卵的方法,而是调整月经及防止因内膜过度增生引起的远期并发症。

① 孕激素治疗:前面已经介绍了该症的主要病理变化是促黄体生成素(LH)过高,抑制了卵巢的排卵,从而子宫内膜上只接受雌激素的单一作用。应用孕激素可以使子宫内膜转化为分泌期,最后脱落而月经来潮;同时补充的孕激素可抑制过高的促黄体生成激素,由此而造成卵巢来源的雄激素。在孕激素制剂中以醋酸甲羟孕酮(安宫黄体酮)比较妥当,口服醋酸甲羟孕酮(安宫黄体酮)可以抑制50％的促黄体生成激素及总睾酮的70％,并可使增大的卵巢缩小。

② 适当应用地塞米松,来抑制促肾上腺皮质激素及雄激素的分泌,从而打破血中雌激素过高而引起的恶性循环。但是,对于过度肥胖的病人,不可任意应用地塞米松,该药常会使体重明显增加。

③ 口服避孕药:这是近几年对多囊卵巢综合征的发病机制进一步研究后采用的治疗方法。避孕药可抑制促黄体生成激素分泌,减少由卵巢产生的雄激素水平。它们还能抑制子宫内膜,因而对缓解多囊卵巢综合征很有效,尤其是对机体的代谢极少影响,不会使人发胖,且因降低了雄激

素,使多毛、痤疮等症状明显改善。因此很受欢迎,也适合长期应用,高效低剂量的避孕药主要有妈富隆及达英35。

对于前面所述应用枸橼酸氯米芬(克罗米芬)促使排卵无效的病人,可以先用避孕药4~6个周期后,再用枸橼酸氯米芬(克罗米芬),可以提高疗效。

多囊卵巢综合征病人出现多毛、痤疮怎么办

多囊卵巢综合征病人出现多毛、痤疮,是因为体内雄激素过多或是因毛囊对雄激素反应过强所引起。多毛、痤疮的严重程度与血中雄激素的水平并不成正比,况且也有不少正常妇女,月经周期完全正常也会有约1/4的女性出现不同程度的毛发异位,在腹白线、乳晕,甚至上唇出现短毛及面部痤疮。她们部分是为了心理和美容的问题要求治疗。实际上对于多毛症,目前的治疗方法见效很慢,很不明显,并不令人满意。同时,这些药物或中枢性或局部性与抑制体内激素代谢有关,长期用药容易出现不良反应,必须请有经验的医生仔细检查后给药。服药过程中需要医生随时指点,可选用以下几种药物:

① 促性腺激素释放激素抑制剂:促性腺激素释放激素A主要作用是降低卵巢来源的雄激素,但由于也降低了体内雌激素,因此会出现潮热、出汗、阴道干涩、抑郁等围绝经期症状,并会使骨密度下降。且促性腺激素释放激素A价格甚高,也不能解除多囊卵巢综合征的病因,停药后又会恢

复原状,因此使用价值还需要研究。

② 5α 还原酶抑制剂:在多毛病人中,5α 还原酶的水平与多毛程度直接相关。该药对多毛十分有效,但是需要长期服药,用药期间必须严格避孕,因此也要慎重。

③ 醛固酮抑制剂:它是抗雄激素的药物,治疗多毛有效。常用药物有螺内酯(安体舒通),一般要用药 6~12 个月才见效,治疗期间必须避孕,若口服避孕药,如妈富隆、达英 35 同用,效果可能更好些。

④ 醋酸氯羟甲烯孕酮:可抑制卵巢产生的雄激素,用于抗高雄激素血症。口服避孕药达英 35 中含有的孕激素就是它。达英 35 既可抗高雄激素血症,又可治疗多毛,并有避孕作用,使用简单,比较安全。在多囊卵巢综合征中病人多毛、痤疮明显时,医生大多选用达英 35。

多囊卵巢综合征病人同时患有高胰岛素血症怎么办

最新研究发现,多囊卵巢综合征病人同时有胰岛素抵抗及高胰岛素血症,而且是引起多囊卵巢综合征的主要病理、生理变化。该病病人中有20％合并有糖耐量异常及糖尿病,而高胰岛素血症及有胰岛素抵抗是动脉硬化的危险因素,也是引发高血压的原因。抗胰岛素治疗在近年已逐渐列入到多囊卵巢综合征的治疗方案中了。

有学者报道,对符合多囊卵巢综合征诊断标准的病人,用二甲双胍治疗,结果半数以上月经恢复正常,有的已经怀孕,空腹时胰岛素及胰岛曲线下降。

另有报道,用奥曲肽治疗多囊卵巢综合征也具有治疗意义。

可见多囊卵巢综合征发病与高胰岛素及产生抗胰岛素有关。因此,继续开展对同时采用抗高胰岛素的治疗研究已十分必要。

怎样预防多囊卵巢综合征并发症

若多囊卵巢综合征长期不给予治疗,病变得持续,会合并肿瘤,引发心血管疾病、过度肥胖及继发糖尿病,这些都是影响寿命的主要杀手。必须对多囊卵巢综合征积极治疗。为预防远期并发症,应从以下几方面着手:

① 长期不排卵的多囊卵巢综合征病人,又不希望妊娠时,应坚持长期口服避孕药,使子宫内膜周期性剥脱。同时,每隔一段时间,通过 B 超测定子宫内膜厚度及内膜结构的变化,以便及时发现问题、及时治疗。

② 调节控制饮食,防止热量过盛及肥胖:对有肥胖的病人定期检查尿糖,以警惕并发糖尿病。对食物的组成也要仔细搭配。既保证足量的能量摄入,足够量的蛋白质来防止营养不足,又要注意脂肪及糖分的比例,以免热量过盛导致肥胖。

③ 在上述基础上进行一定的体育锻炼,对多囊卵巢综合征病人十分有利:首先,体育锻炼可以消耗一定热量和脂

肪,利于减肥;另外,运动员在深睡中血清的促黄体生成激素值有所下降;最后,适当运动后会使血中雌激素上升,也会抑制促黄体生成激素升高。适当锻炼可以达到减肥,减低血促黄体生成激素峰值及适当升高雌二醇,这对纠正多囊卵巢综合征绝对是有益的,持之以恒必然有益。

挂号费丛书·升级版
总 书 目

37. 专家诊治眩晕症	（神经科）	54. 专家诊治子宫疾病	（妇　科）
38. 专家诊治肾脏疾病	（肾内科）	55. 专家诊治妇科肿瘤	（妇　科）
39. 专家诊治肾衰竭尿毒症	（肾内科）	56. 专家诊治女性生殖道炎症	（妇　科）
40. 专家诊治贫血	（血液科）	57. 专家诊治月经失调	（妇　科）
41. 专家诊治类风湿关节炎	（风湿科）	58. 专家诊治男科疾病	（男　科）
42. 专家诊治乙型肝炎	（传染科）	59. 专家诊治中耳炎	（耳鼻喉科）
43. 专家诊治下肢血管病	（外　科）	60. 专家诊治耳鸣耳聋	（耳鼻喉科）
44. 专家诊治痔疮	（外　科）	61. 专家诊治白内障	（眼　科）
45. 专家诊治尿石症	（泌尿外科）	62. 专家诊治青光眼	（眼　科）
46. 专家诊治前列腺疾病	（泌尿外科）	63. 专家诊治口腔疾病	（口　腔科）
47. 专家诊治乳腺疾病	（乳腺外科）	64. 专家诊治皮肤病	（皮　肤科）
48. 专家诊治骨质疏松症	（骨　科）	65. 专家诊治皮肤癣与牛皮癣	（皮　肤科）
49. 专家诊治颈肩腰腿痛	（骨　科）	66. 专家诊治"青春痘"	（皮　肤科）
50. 专家诊治颈椎病	（骨　科）	67. 专家诊治性病	（皮　肤科）
51. 专家诊治腰椎间盘突出症	（骨　科）	68. 专家诊治抑郁症	（心　理科）
52. 专家诊治肩周炎	（骨　科）	69. 专家解读化验报告	（检　验科）
53. 专家诊治子宫肌瘤	（妇　科）	70. 专家指导合理用药	（药　剂科）